Die osteopathische Selbstbehandlung

Über das Buch

Ziel von osteopathischen Behandlungen ist es, die oft gestörten Selbstheilungskräfte zu aktivieren und dadurch eine ganz natürliche Heilung einzuleiten. Der Osteopath erreicht dies mithilfe seines Wissens über die menschliche Anatomie und Physiologie und mit viel Fingerspitzengefühl. Die Techniken der Osteopathie eignen sich aber auch hervorragend für die Selbstbehandlung. Hierfür wird die eigene Körperwahrnehmung eingesetzt.

Thomas Seebeck vermittelt in diesem Buch die Prinzipien der osteopathischen Behandlung und vor allem die 'osteopathische Hausapotheke': Übungen für häufige Problembereiche (z.B. Kopf, Rücken, Verstauchungen) werden detailliert und praxisnah gezeigt.

Über den Autor

Thomas Seebeck, Jahrgang 1971, ist seit 1995 Physiotherapeut und seit 2002 in eigener Praxis in Dinklage (Niedersachsen) niedergelassen. 2006 erwarb er das Diplom Osteopathische Therapie der Deutschen Gesellschaft für Osteopathische Medizin (DGOM e.V.), in der er seit 2008 auch als Lehrer tätig ist. Er ist Präsident der Deutschen Arbeitsgemeinschaft für Osteopathische Therapie (DAGOT e.V.) und Akademiemitglied der DGOM e.V. In seiner Freizeit beschäftigt er sich u.a. mit Musik, Klassischer Chinesischer Medizin und QiGong und liebt Windsurfen. Zusammen mit seinem Bruder Andreas leitet er Achtsamkeitskurse.

Thomas Seebeck

Die osteopathische Selbstbehandlung

Gesundheit finden

LOTUS PRESS

Wichtiger Hinweis: Die Methoden und Anregungen in diesem Buch stellen die Meinung und Erfahrung des Autors dar. Sie wurden nach bestem Wissen erstellt und mit größtmöglicher Sorgfalt geprüft, bieten jedoch keinen Ersatz für kompetenten medizinischen Rat. Jeder Leser ist für das eigene Tun und Lassen auch weiterhin selbst verantwortlich. Weder Autor noch Verlag können für eventuelle Nachteile oder Schäden, die aus den im Buch gegebenen praktischen Ratschlägen resultieren, eine Haftung übernehmen.

Impressum
Thomas Seebeck
Die osteopathische Selbstbehandlung
Gesundheit finden

Satz: Andreas Seebeck

www.lotus-press.com

ISBN 978-3-935367-61-5

Für meine Patienten,
die mich gelehrt haben,
immer ‚tiefer zu graben‘.

Inhalt

Gesundheit zu finden
sollte das Ziel des Osteopathen sein.
Krankheit kann jeder finden.

A.T. Still

Vorwort

"Natur ist eine Schule der Fragen und Antworten. Sie scheint die einzige Schule zu sein, in welcher der Mensch wirklich etwas lernen kann."

A.T. Still

Was ist das Geheimnis der Wirkweise der Osteopathie?

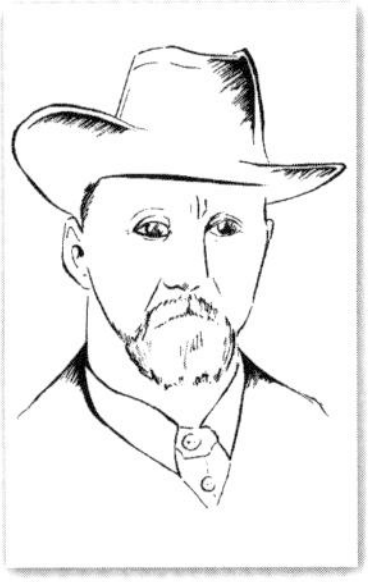

Andrew Taylor Still

Als Andrew Taylor Still (1828-1917), der Begründer der Osteopathie, im Februar 1867 zwei seiner damals vier Kinder durch eine Meningitisepidemie und eines durch eine Lungenentzündung verlor, war sein Vertrauen in die damalige Schulmedizin gebrochen.

Still begann, das "Buch der Natur", wie er es nannte, intensiv zu studieren. Er fragte sich, warum seine Tocher Marusha die Erkrankung überlebt und was sie immun gemacht hatte. Dabei stieß er auf Prinzipien, die auch in der klassisch chinesischen Medizin bekannt sind. Als technisch begabter Erfinder (mehrerer Werkzeuge und Maschinen, für die er Patentrechte besaß) betrachtete er den menschlichen Körper als eine perfekt konstruierte Maschine, den Menschen an sich jedoch ganzheitlich als eine Einheit aus Körper, Geist und Seele ("Triune man"). Er wendete von Anfang an sein Wissen und Können nicht nur für seine Patienten, sondern auch für sich selbst an.

Dieses Buch bietet Ihnen die besten Selbstbehandlungsmöglichkeiten nach den Prinzipien der Osteopathie.

Thomas Seebeck, im Juli 2014

Einleitung

Setzen Sie sich aufrecht und entspannt auf einen Stuhl oder Hocker. Nehmen Sie sich einen Augenblick Zeit und spüren Sie, wie die Luft durch Ihre Nasenlöcher strömt.

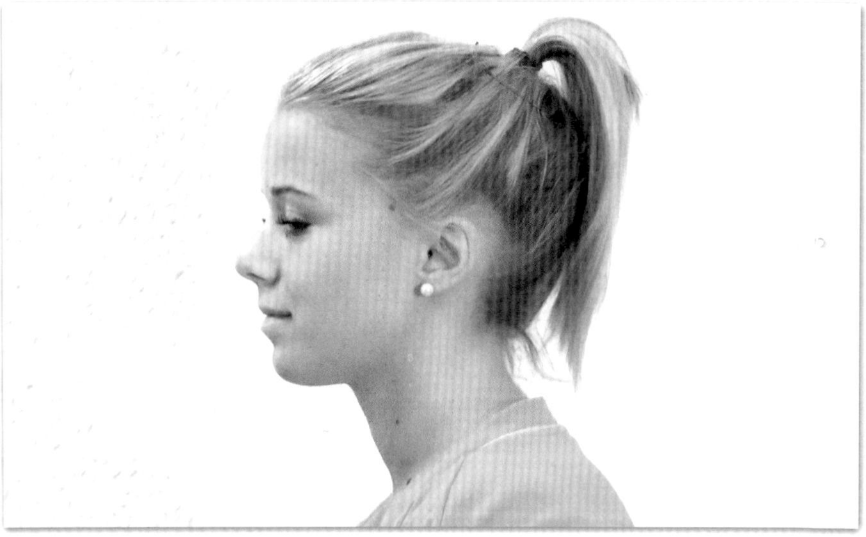

Die drei Komponenten der osteopathischen Selbstbehandlung: Atem, Bewegung und Achtsamkeit

Nehmen Sie dies genau wahr: strömt mehr Luft durch das rechte oder das linke Nasenloch oder ist kein Unterschied spürbar? Können Sie spüren, dass die Ausatemluft sich wärmer anfühlt als die Einatemluft?

Jetzt wandern Sie mit Ihrer Aufmerksamkeit zu Ihrem Rumpf und der Wirbelsäule. Können Sie wahrnehmen, dass mit der Atmung auch eine kleine Bewegung des Rumpfes und der Wirbelsäule verbunden ist? Bei der Einatmung streckt sich die Wirbelsäule ein wenig, bei der Ausatmung sinkt sie wieder etwas in sich zusammen. Wenn Sie dies wahrnehmen können, sind Sie fit für die Selbstbehandlung - denn dafür benötigen Sie nicht mehr, als das Gespür für Atem und Bewegung.

Ihre erste osteopathische Selbstbehandlung

In der Einleitung bat ich Sie zu spüren, dass mit der Einatmung eine leichte Streckung und mit der Ausatmung eine leichte Beugung der Wirbelsäule verbunden ist. Versuchen Sie nun bitte herauszufinden, welche Bewegungsrichtung Ihnen angenehmer ist. Wenn Sie dies bei der sehr kleinen Bewegung nicht genau spüren können, machen Sie die Bewegung einfach größer. Denken Sie aber bitte daran, dass Sie nach der größtmöglichen Entspannung suchen - wenn Sie sich zu weit in die angenehmere Richtung bewegen, kommt es wieder zu einer Spannungszunahme.

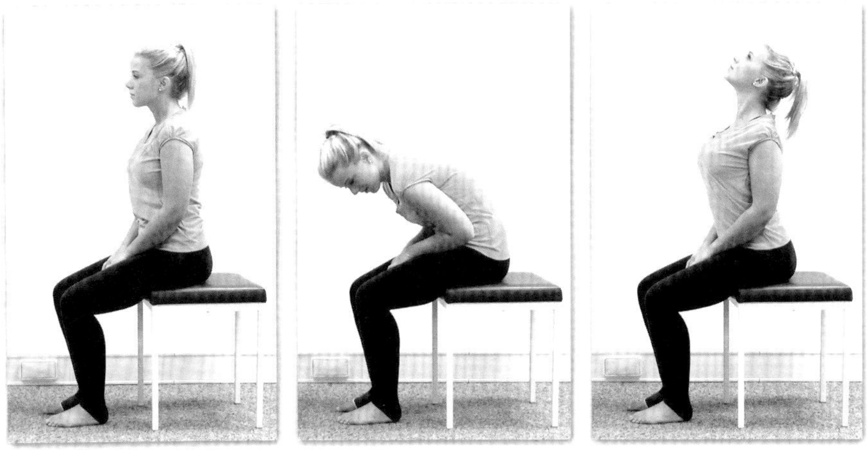

Testen in der "Ja-Ebene": Neutral, Beugung und Streckung

Test

Beugen Sie sich nur so weit wie es angenehm ist. Achten Sie auch auf das Gefühl beim Zurückkehren in die Neutralposition - wenn dieses unangenehm ist, haben Sie sich schon zu weit bewegt!

Beim Strecken kommen Sie natürlich viel schneller an eine Bewegungsgrenze (Barriere), trotzdem kann dies die angenehmere Bewegungsrichtung sein, wenn Sie sich vorsichtig und achtsam bewegen.

Wenn Sie herausgefunden haben, welche der beiden Richtungen Ihnen angenehmer ist, verbinden Sie diese Bewegung mit der Atmung. Dafür gibt es zwei Möglichkeiten.

Ist Ihre angenehmere Bewegung die **Streckung**, dann atmen Sie zunächst ein, während Sie sich in die angenehme Position bewegen und aus, wenn Sie wieder in die Neutralposition zurückkehren. Dann kommt die umgekehrte Atemphase: Sie atmen aus, während Sie in die Streckung gehen und wieder ein beim Zurückkehren in die Neutralposition. Welche Kombination fühlt sich besser an? Sollten Sie keinen Unterschied spüren, wählen Sie zum Üben einfach frei nach Gefühl.

Ist Ihre angenehmere Bewegung die **Beugung**, dann atmen Sie ein, während Sie sich in die Beugung bewegen und aus, wenn Sie wieder zurückkehren. Dann umgekehrt: Sie atmen während der Beugungsbewegung aus und beim Zurückkehren in die Neutralposition wieder ein. Welche Kombination fühlt sich besser an?

Übung

Wiederholen Sie nun Ihre "Wohlfühlkombination" aus Atmung und Bewegung für einige Atemzüge. Es ist sinnvoll, am Ende jeder Ein- und Ausatmung eine kleine Pause zu machen - also Atmung und Bewegung gleichzeitig anzuhalten. Wie lang diese Pausen sind, hängt davon ab, was Sie als angenehm empfinden. Im Laufe der Zeit werden Sie den Impuls zum Weiteratmen immer besser spüren können.

Nach zwei Minuten beenden Sie die Übung. Machen Sie eine kurze Pause, in der Sie vielleicht Ihre Schultern kurz bewegen oder sich etwas ausschütteln.

Retest

Überprüfen Sie zunächst die Bewegungsrichtung, die Sie geübt haben. Die Atmung spielt jetzt keine Rolle mehr. Diese Bewegung sollte sich zumindest nicht schlechter anfühlen. Dann testen Sie die andere Richtung. Können Sie eine Veränderung spüren? Normalerweise sollte diese Bewegung sich jetzt besser anfühlen als im Eingangstest. Wenn dem so ist - herzlichen Glückwunsch! Dann haben Sie Ihre erste osteopathische Selbstbehandlung erfolgreich durchgeführt.

Sollte sich keine Verbesserung eingestellt haben oder konnten Sie schon eingangs keinen Unterschied in den Bewegungen feststellen, brauchen Sie höchstwahrscheinlich eine andere Übungsrichtung. Das Übungsprinzip bleibt aber immer gleich.

Grundsätzlich gilt also: Immer, wenn Sie einen Unterschied spüren, üben Sie die bessere Möglichkeit. Das erscheint am Anfang vielleicht ungewohnt, wenn man es aber einmal verstanden hat und erfolgreich umsetzen konnte, wird es ganz leicht. Früher oder später werden Sie eine Übung finden, nach der Ihre Beschwerden plötzlich verschwunden sind. Von da an haben diese Übungen ein hohes Suchtpotential - nicht zuletzt, weil man plötzlich das Gefühl hat, die Verantwortung für die eigene Gesundheit ein Stück weit zurück in die eigenen Hände bekommen zu haben und sofort etwas tun zu können, wenn es mal wieder irgendwo zwackt!

Wichtig für den Erfolg ist, dass Sie mit Achtsamkeit üben, also mit Ihren Gedanken und Ihrem Herzen ganz bei der Übung sind!

Die drei Bewegungsebenen

Das Testen der Bewegungen wird immer auf der Basis der drei Grundebenen des Raumes bzw. des Körpers durchgeführt. Die "Ja-Ebene" (Sagittalebene) beschreibt Beuge- und Streckbewegungen wie z.B. das Kopfnicken. Die "Nein-Ebene" (Horizontalebene) beschreibt horizontale Drehbewegungen wie beim Kopfschütteln. Die "Vielleicht-Ebene" (Frontalebene) beschreibt Seitwärtsbewegungen wie z.B. beim Neigen des Kopfes nach links und rechts.

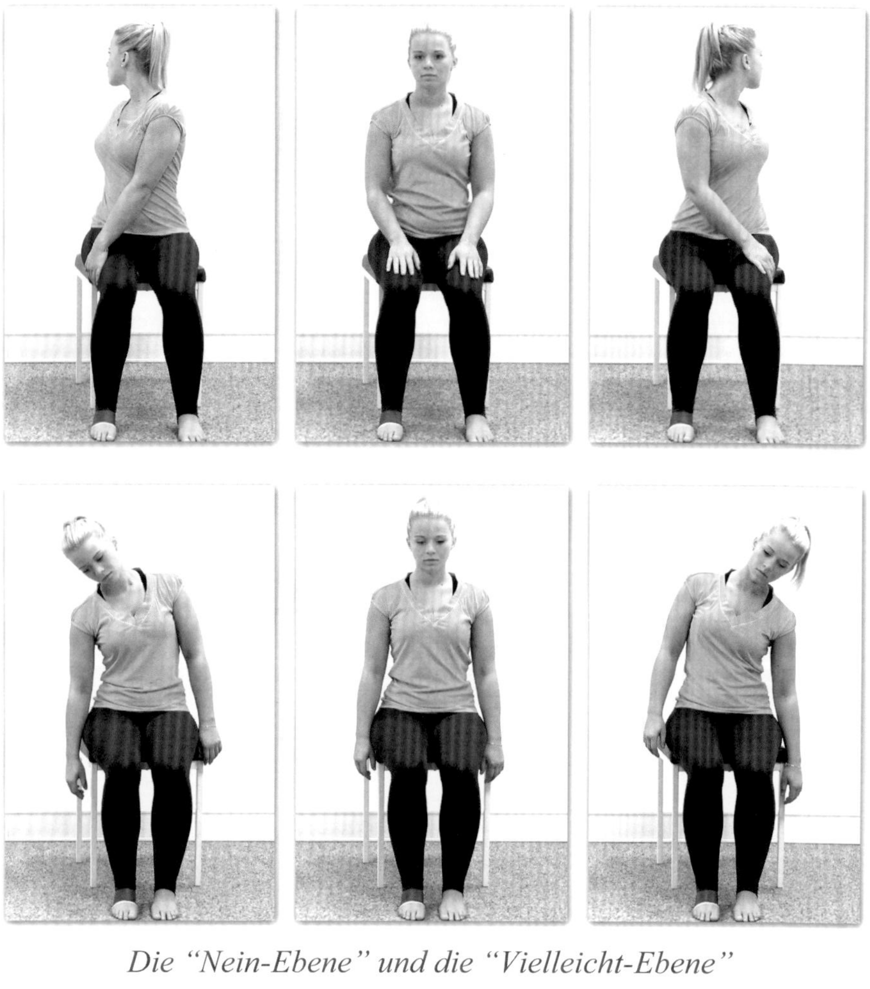

Die "Nein-Ebene" und die "Vielleicht-Ebene"

Der Übungsablauf im Überblick:

Test

Testen der Bewegung: welche ist die angenehmere Richtung?
Testen der Atmung: Wie passt die Atmung am besten zur angenehmeren Bewegungsrichtung: Fühlt es sich angenehmer an,

- wenn Sie sich beim Einatmen in die bessere Richtung bewegen und beim Ausatmen in die Mitte zurückkehren oder
- wenn Sie sich beim Ausatmen in die bessere Richtung bewegen und beim Einatmen zurück?

Übung

Wiederholen der "Wohlfühlkombination" aus Atmung und Bewegung für einige Atemzüge oder Minuten. Am Ende jeder Ein- und Ausatmung werden Atmung und Bewegung gleichzeitig angehalten.

Retest

Nochmaliges Testen der Bewegung zunächst zur besseren, dann zur schlechteren Seite. Wahrnehmen von Veränderung gegenüber dem Eingangstest.

Teil 1: Osteopathische Prinzipien

Anders als gedacht

Im Alter von etwa 17 Jahren trainierte ich zweimal in der Woche die Kampfsportart "Tae-Kwon-Do". Das Training war recht hart und ging stets bis an die Grenzen meiner Belastbarkeit. So etwas wie Muskelkater kannte ich jedoch nicht - außer bei zwei Gelegenheiten: Wegen anderer Verpflichtungen musste ich das Training vorzeitig verlassen, am Tag danach hatte ich heftigen Muskelkater in den Waden! Was ich beim Training verpasst hatte, war eine kurze Meditation im Fersensitz. In dieser Position ist der Großteil der Wadenmuskulatur in maximaler Annäherung und Entspannung.

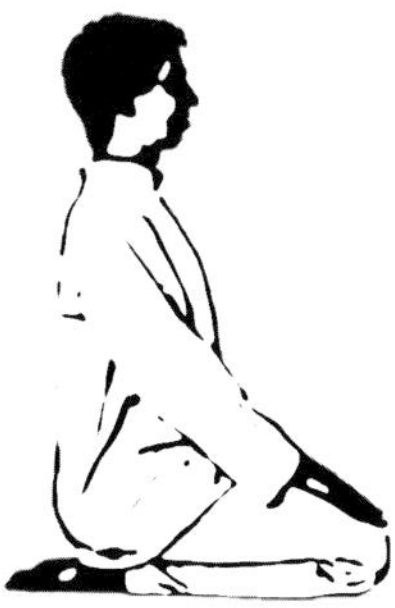

Der Fersensitz

Dass dies meine erste osteopathische Selbstbehandlung nach dem Prinzip der "Indirekten Technik" war, ist mir damals nicht bewusst gewesen - ich habe es aber nie vergessen.

Merksätze aus der Osteopathie

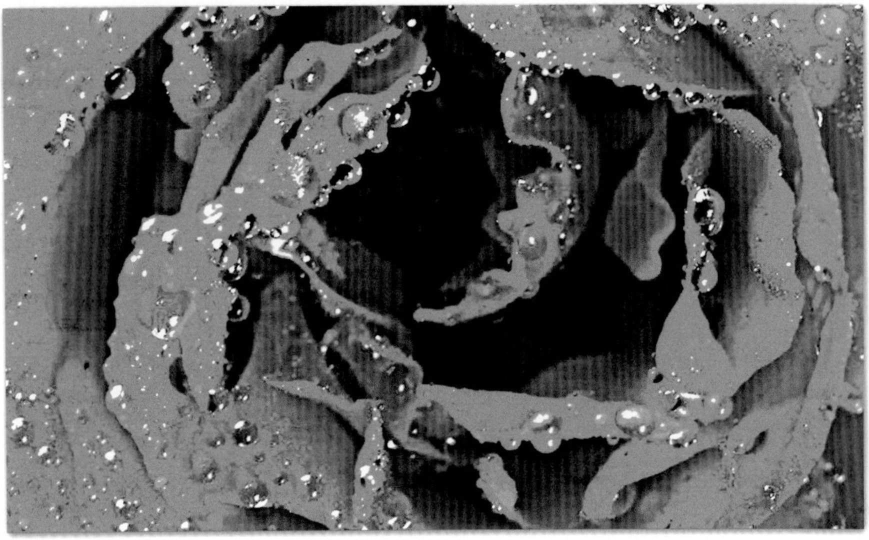

Ein funktionierendes Selbstheilungs- und Immunsystem kann so ziemlich jedes gesundheitliche Problem lösen. In der Osteopathie geht es deshalb darum, diese oft gestörten Selbstheilungskräfte wieder zu aktivieren und dadurch eine ganz natürliche Heilung zu erreichen.

Direkte und indirekte Technik

In der Osteopathie wird grundsätzlich mit zwei gegensätzlichen Richtungen gearbeitet: Wenn man sich auf eine Barriere zu bewegt, nennen wir das "Direkte Technik" (=direkt an die Barriere). Stellen Sie sich vor, Sie müssten als Bedienung einen ganzen Tag ein Tablett mit schweren Tellern und Gläsern tragen. Wenn Sie diese Belastung nicht gewohnt sind, können Sie am Abend Ihren Arm nicht mehr richtig strecken und Sie haben das Gefühl, Ihr Ellenbogengelenk habe sich verschoben. Wenn Sie versuchen, den Arm trotzdem zu strecken, arbeiten Sie an der Barriere, also mit der direkten Technik. Wenn Sie den Arm von dieser Barriere weg in die Beugung bewegen, so dass er sich bestmöglich entspannen kann, wenden Sie damit die indirekte Technik an. Die Dehnübungen aus dem Yoga entsprechen aus osteopathischer Sicht der direkten Technik, wobei Yoga natürlich weit mehr als ein Dehnübungsprogramm ist. Wie bei allen Bewegungsmeditationen (Qigong, Taijiquan etc.) spielt beim Yoga ebenso wie bei der Osteopathie die innere Führung der Bewegung eine große Rolle.

Die indirekte Technik kommt in der Osteopathie vor allem bei starken Schmerzen und großen Problemen zum Einsatz, da in dieser entlastenden Position/Richtung die Versorgung des betroffenen Gewebes verbessert wird. Stellen Sie sich einen abgeknickten Gartenschlauch vor, mit dem Sie ein vertrocknetes Beet wässern wollen. Das Einnehmen der Position der größtmöglichen Entspannung entspricht dem begradigen des Knickes im Schlauch, so dass der Stoffaustausch wieder ungehindert stattfinden kann. Für die Selbstbehandlung ist diese Bewegung/Position in den allermeisten Fällen die angenehmere, die "Wohlfühlrichtung". Um diese herauszufinden, muss man natürlich beide Richtungen testen.

Merksätze aus der Osteopathie

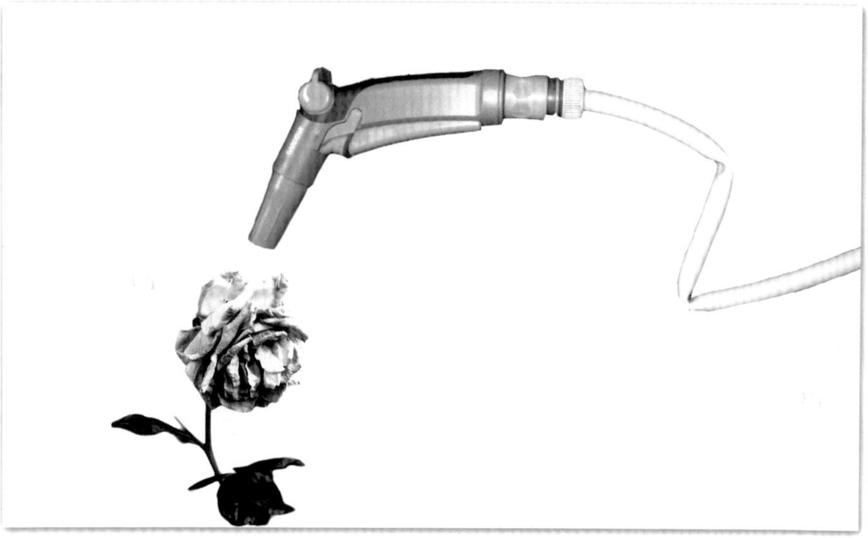

Gestörte Selbstheilungskräfte haben ihre Ursache in einem Problem bei der Ver- oder Entsorgung der Zelle, des Muskels, des Knochens oder jeder anderen Struktur.

Direkte und indirekte Technik in der Natur

"Ich glaube, dass der Grund für das Fehlen von Krankheiten unter Tieren und Vögeln aller Art eine strenge Befolgung der Gesetze ist, unter denen sie in die Natur entlassen wurden. Wenn sie müde sind, ruhen sie, wenn sie hungrig sind, fressen sie, sie leben in strengem Gehorsam aller Forderungen ihrer Bedürfnisse. Wir glauben, dass der Mensch davon keine Ausnahme macht. Unserer Meinung ist eine der häufigsten Ursachen für menschliche Krankheiten die Missachtung jener großen Tatsachen. In diesem Sinne zeigt er nicht einmal so viel Verstand wie eine Gans."

A.T. Still

In der Natur können wir auch für die "Indirekte Technik" viele Beispiele finden: Ein Hund wird seine verletzte Pfote immer in einer Position größtmöglicher Entspannung halten und sich in eine stille Ecke legen, damit Heilung stattfinden kann ("Indirekte Technik"). Von Zeit zu Zeit wird er dann versuchen, wieder normal zu laufen ("Direkte Technik"). Wenn ihm das möglich ist, wird er wieder in sein normales Gangbild zurückkehren. Uns Menschen ist dieses Verhalten ebenso in die Wiege gelegt: Bei Bauchschmerzen z.B. krümmen wir uns nach vorne, um die Bauchmuskulatur und das Gewebe darunter bestmöglich zu entspannen.

Bei chronifizierten oder nicht so starken Beschwerden unterdrücken wir dieses natürliche Verhalten jedoch oft und versuchen sogar, uns noch stärker in die Verspannung zu begeben, womöglich sogar mit Gewalt (nach dem Motto: "Das muss doch irgendwie gehen!"). Anschließend wundern wir uns, dass die Beschwerden sogar noch etwas schlimmer geworden sind. Ich vergleiche dieses Verhalten gern mit einer Tür, welche im Schloss klemmt: Wenn man versucht, sie mit Gewalt aufzureißen, wird sie umso mehr im Schloss hängenbleiben. Drückt man sie jedoch leicht ins Schloss ("indirekte Technik"), lässt sie sich plötzlich ganz leicht öffnen!

Merksätze aus der Osteopathie

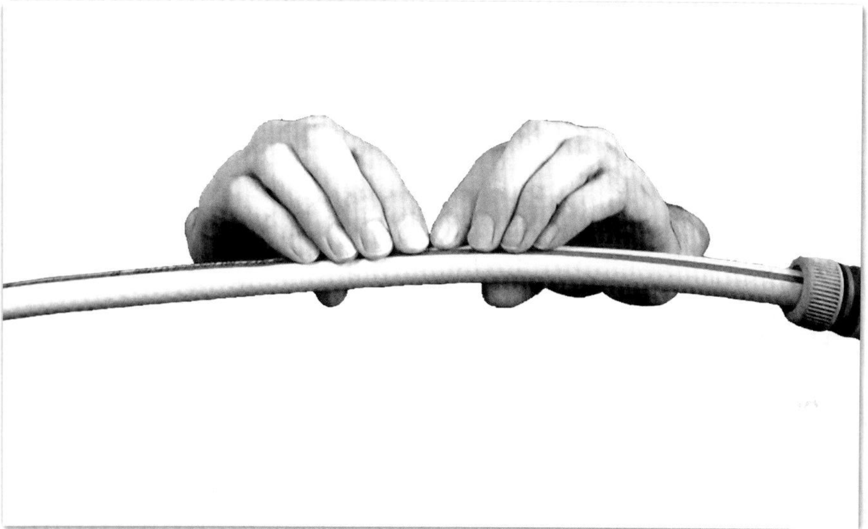

Diese Ver- oder Entsorgungsprobleme erspürt und behebt der Osteopath mithilfe seines profunden Wissens über die menschliche Anatomie und Physiologie - und mit viel Fingerspitzengefühl. Bei der Selbstbehandlung ist die eigene Körperwahrnehmung dafür gänzlich ausreichend.

Osteopathie: Die Natur in ihrer Heilkraft unterstützen

Dr. Still betonte immer wieder, dass es Aufgabe des osteopathischen Arztes sein sollte, Gesundheit zu finden - und nicht Krankheit. Krankheit könne schließlich jeder finden! Diese Haltung, dieses Prinzip ist in der Osteopathie grundlegend: Es wird immer versucht, den Aspekt der "heilenden Kraft der Natur" im Auge zu behalten. Anstatt Krankheit (als Prinzip) zu bekämpfen, wird versucht, den Körper in einen Zustand zu versetzen, in dem Heilung wieder möglich ist. Versuchen Sie, diesen Aspekt in Ihr Denken zu integrieren: Wenn Sie sich krank fühlen, tragen Sie den Keim zum Gesundwerden immer schon in sich. Dieser Keim kann schneller wachsen, wenn Sie sich auf das Wohlfühlen konzentrieren - und nicht darauf, eine Krankheit zu bekämpfen.

"Activating Forces"

Der bewusste Einsatz der Atmung ist aus osteopathischer Sicht eine sog. "Activating force", also eine aktivierende Kraft. Aktivierende Kräfte machen eine Übung wirkungsvoller, bzw. überhaupt erst wirksam. Andere aktivierende Kräfte sind:

- Emotionen: Sie können sich bei der Übung in einen bestimmten emotionalen Zustand versetzen. Wie wäre es z.B., die Augen zu schließen und sich vorzustellen, an einem warmen Südseestrand zu sein - mit sechs Wochen Urlaub vor sich?

- Oszillationen (Schwingungen): Das Schütteln ("Tou") ist schon seit Jahrtausenden in allen QiGong-Traditionen bekannt. Es wird vorzugsweise in den Atempausen eingesetzt. Wenn Sie auf der "Ja-Ebene" getest haben, dass die Beugung des Kopfes angenehmer ist als die Streckung, schütteln Sie in der Halteposition ganz leicht und ohne Antrengung Ihren Kopf.

- Stacking (Stapeln): Alle 3 Bewegungsebenen werden nacheinander so eingestellt, wie sie sich am besten anfühlen. Sie werden sozusagen “gestapelt”. Sie können z.B. testen, ob sich Ihr Kopf besser nach links oder rechts drehen lässt (“Nein-Ebene”), dann in der Wohlfühlposition eine kleine Bewegung auf der “Ja-Ebene” dazunehmen und schließlich noch eine minimale Bewegung aus der “Vielleicht-Ebene”. Die Bewegungen werden dabei von Ebene zu Ebene immer kleiner, da der Spielraum immer geringer wird.

- Eigene Muskelkraft: Bei einigen Übungen wird mit der eigenen Muskelkraft gearbeitet (z.B. bei der Übung “Beckenbereich: Hüftgelenk/Schambein/Adduktoren).

Probieren Sie bei Ihren Übungen den Einsatz zusätzlicher Activating forces aus, wenn Sie mit dem Übungsresultat noch nicht zufrieden sind!

Zwei spezielle Techniken

Nicht jede Technik ist für jedes Problem geeignet, aber die beiden folgenden haben universelle Einsatzmöglichkeiten. Falls Ihnen ihre Durchführung zu kompliziert erscheint, können Sie dieses Kapitel auch überspringen.

Strain-Counterstrain (SCS) - Zug-Gegenzug

Die Strain-Counterstrain-Technik wurde in den 1960er Jahren von Dr. Jones, einem amerikanischen Arzt und Osteopathen, zur Schmerzbehandlung entwickelt. Ihr Prinzip ist es, Gewebe bzw. den Körper um einen schmerzhaften Punkt “herumzuwickeln” - wie z.B. das Zusammenkrümmen bei Bauchschmerzen. Damit diese Technik zur Selbstbehandlung einfach durchzuführen ist, wurde sie leicht verändert.

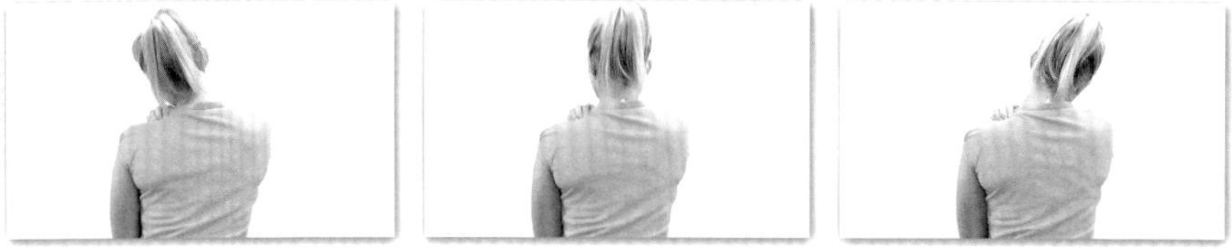

Druckempfindliche Schmerzpunkte lassen sich hervorragend mit der Strain-Counterstrain-Technik behandeln

Test

Falls Sie einen druckschmerzhaften Punkt am Körper haben, lässt sich mit dieser Technik hervorragend arbeiten. Häufig findet man solche in der Nackenmuskulatur. Suchen Sie mit den Fingern der rechten Hand auf der linken Seite des Nackens nach so einem Punkt.

Haben Sie einen schmerzenden Punkt gefunden? Dann halten Sie ihn so, dass Sie einen leichten (!) Schmerz spüren können, um dann die Bewegungstests durchzuführen.

Testen Sie die Halswirbelsäule auf der "Vielleicht-Ebene": wahrscheinlich wird der Schmerz weniger, wenn Sie den Kopf zur betroffenen Seite neigen. Lassen Sie den Kopf dort und stellen Sie ihn auf der "Ja"- und "Nein-Ebene" so ein, dass der Schmerz nach Möglichkeit ganz verschwindet.

Übung

Atmen Sie einige Atemzüge lang bewusst in den Punkt, während Sie ihn schmerzfrei halten. Nach Dr. Jones reicht es völlig aus, den Schmerzpunkt für anderthalb bis zwei Minuten zu halten. Brechen Sie die Übung ab, wenn Sie sich dabei unwohl fühlen. Anschließend gehen Sie nochmals in die Ausgangsposition.

Retest

Machen eine kurze Pause, vielleicht schütteln Sie die Schultern einmal aus, um dann den schmerzhaften Punkt noch einmal zu prüfen. Der Schmerz sollte stark nachgelassen haben (mindestens 70%).

Myofascial Release (MFR)

"Ein intelligenter Kopf wird bald lernen, dass eine zarte Hand und eine sanfte Bewegung Grundlage eines gewünschten Ergebnisses sind."

A.T. Still

Bei den MFR-Techniken geht es um die Entspannung von Muskel- und Bindegewebe. Es wird mit der Hand am Gewebe gearbeitet. Dies ist besonders bei Störungen und Schmerzen in der Muskulatur oder dem Bindegewebe (im Prinzip alle zugverteilenden Strukturen, wie Bänder und Sehnen) sehr wirkungsvoll. Hier dargestellt ist die Behandlung eines schmerzhaft überdehnten Bandes am Fuß nach einer Umknickverletzung (Inversionstrauma).

Test

Legen Sie Ihre Finger mit leichtem Druck auf das betroffene Gewebe und bewegen Sie es in folgende Richtungen:

zehenwärts / fersenwärts
unterschenkelwärts / fußsohlenwärts
in Außen- / Innendrehung.

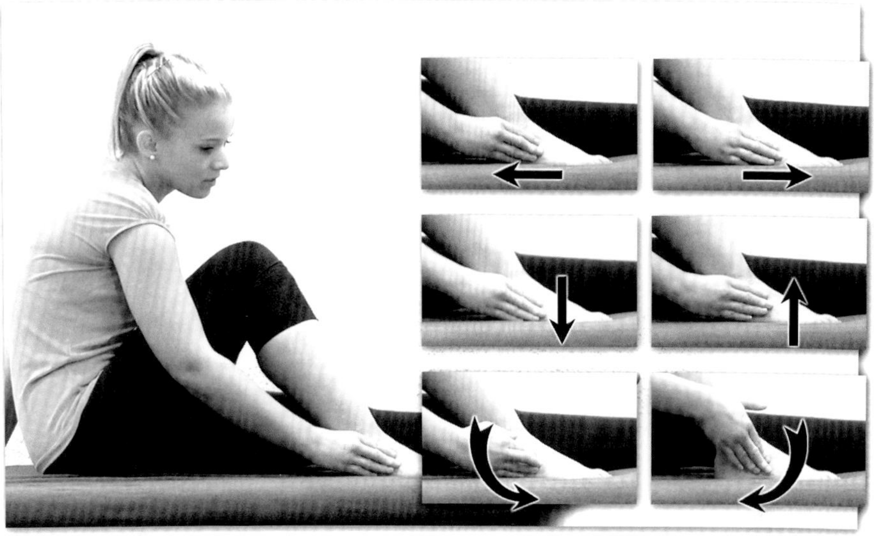

Die Hand am Gewebe: Es gibt immer eine Richtung, die sich besser anfühlt als die anderen

Übung

Sie haben mehrere Übungsmöglichkeiten:

Variante a:
Suchen Sie sich die angenehmste der sechs getesteten Positionen aus und halten Sie das Gewebe dort, während Sie entspannt weiteratmen (evtl. Atempausen einfügen).

Variante b:
Auch hier suchen Sie zunächst die angenehmste der sechs getesteten Positionen. Bewegen Sie das Gewebe beim Einatmen in die angenehmste Position und atmen Sie aus, wenn Sie in die Neutralposition zurückkehren. Jetzt umgekehrt: Bewegen Sie das Gewebe beim Ausatmen in die angenehmste Position und atmen Sie beim Zurückkehren wieder ein. Mit der angenehmeren Kombination wird nun für einige Atemzüge geübt.

Variante c:
Sie “stacken” (engl.: to stack = stapeln), also stapeln, die jeweils angenehmeren Richtungen aufeinander (z.B.: fußsohlenwärts + fersenwärts + Außenrotation) und halten das Gewebe dort. Nun atmen Sie entspannt ein und aus, während Sie es dort halten (wie bei Variante a).

Variante d: Sie nehmen das Gewebe mit der Einatmung aus der Neutralstellung in die “gestapelte” angenehmste Stellung, halten es dort für eine Wohlfühlpause und kehren mit der Ausatmung wieder in die Neutralstellung zurück. Dann bewegen Sie sich mit der Ausatmung in die angenehmste Stellung und kehren mit der Einatmung wieder zurück. Führen Sie die bessere Atem- und Bewegungskombination für einige Atemzüge durch.

Retest

Testen Sie nun alle Bewegungsrichtungen nach. Fangen Sie mit der Übungsrichtung an und testen Sie als letztes die schlechteste der sechs Richtungen.

Die "Beschwerdezwiebel"

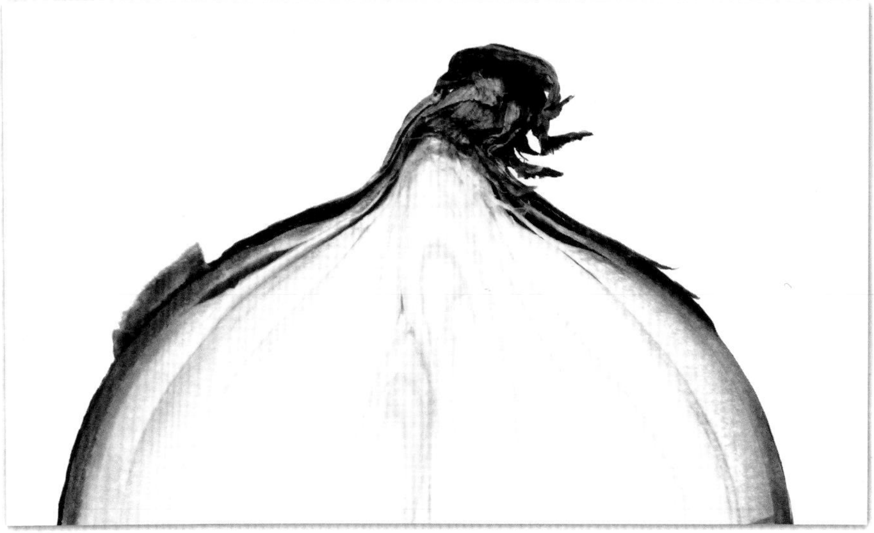

Manchmal gleicht das osteopathische Selbstbehandeln dem Schälen einer Zwiebel

Viele Patienten wundern sich darüber, dass nach einer osteopathischen Behandlung z.B. am Knie die Beschwerden im Nacken abklingen. Dies ist jedoch osteopathischer Alltag: nach dem Grundsatz "pain is a great liar - der Schmerz ist ein großer Lügner" macht sich der Osteopath auf die Suche nach dem wahren Verursacher der Beschwerden.

Ein Beispiel: Jemand erleidet durch einen Unfall eine Verletzung am linken Knie. Diese führt auf Dauer zu einer Veränderung des Gangbildes, die oft nicht bemerkt wird. Der Körper ist immer um Ausgleich (Kompensation) bemüht. Aufgrund dieser Kompensationsfähigkeit, z.B. durch die Beckenmuskulatur, werden keine Beschwerden spürbar und folglich gibt es keinen Grund, zum Arzt zu gehen. Irgendwann kommt eine zweite Verletzung dazu - vielleicht an der Schulter oder am Kopf. Auch hier wird der Körper versuchen, die Spannungsverhältnisse auszugleichen. Widersprechen sich nun die beiden Kompensationen, kommt es zu Beschwerden im Nacken, wo sozusagen zwei Mannschaften "Tauziehen" spielen. Der Osteopath wird das für die Beschwerden verantwortliche Knie oder auch die Schulter ausfinding machen können. Aber auch der Patient selbst hat über das Prinzip der "Beschwerdezwiebel" die Möglichkeit, die versteckte Beschwerdeursache zu finden. In unserem Beispiel heißt das: Der Nacken schmerzt, ist also die "Tauziehregion", nicht aber die Ursache der Beschwerden. Nach einer erfolgreichen Selbstbehandlung dieser Region wird das linke Knie oder die Schulter auffällig werden. Nach weiterer Selbstbehandlung dieses Problembereiches sollten die Beschwerden dauerhaft verschwinden.

In der Osteopathie wird deshalb oft von "Verkettungssyndromen" gesprochen. Alle Strukturen des Körpers sind letztlich bis in jede einzelne Zelle hinein miteinander verbunden. Wir sind keine Autos oder Maschinen, die aus Einzelteilen zusammengesetzt sind! Seien Sie also nicht verwundert, wenn Ihre Beschwerden durch den Körper wandern - dies ist oft einfach den Verkettungsmustern geschuldet. Wenn Sie aufmerksam ihren Körper beobachten und üben, werden Sie bald spüren, dass nicht nur eine bestimmte Störung verschwunden ist. Sie werden sich insgesamt leichter und freier in Ihren Bewegungen fühlen, da die Zugbelastung im Körper besser verteilt wird.

Seien Sie offen für alle Veränderungen, die sich durch das Üben ergeben, aber erwarten Sie keine Wunder. Manchmal verschwinden Beschwerden sofort. Es kann aber durchaus sein, dass es plötzlich an einer anderen Stelle zwickt, oder Sie sich an etwas Verdrängtes oder Vergessenes erinnern. Dann gilt es, dies deutlich wahrzunehmen und zu entscheiden, ob es zu den Beschwerden, wegen derer Sie die Übung gemacht haben, gehören könnte. Ihr Körper kann Ihnen mehr Hinweise auf ein gesünderes, glücklicheres Leben geben als Sie glauben - Sie müssen nur lernen, zuzuhören!

Wir neigen dazu, unsere Probleme nicht anzuschauen, weil sie uns Angst machen. Angst aber bedeutet Stress - und Stress blockiert den Teil des vegetativen Nervensystems, der für Heilung zuständig ist (Parasympathikus). Die Übungen helfen Ihnen, das Vertrauen in die heilende Kraft der Natur (A.T. Still) zurückzugewinnen, weil Sie sich Ihren Beschwerden nicht mehr ausgeliefert fühlen müssen. Je mehr Beschwerden Sie haben, desto einfacher wird es für Sie sein, eine passende Übung zu finden, da Ihnen Ihr Körper deutliche Signale gibt, dass etwas nicht in Ordnung ist.

Teil 2: Die osteopathische Hausapotheke

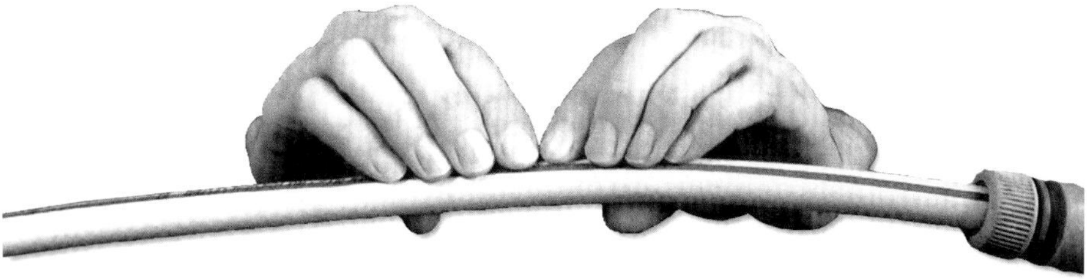

"Ich glaube, dass die menschliche Maschine die Apotheke Gottes ist und alle Heilungen der Natur in ihrem Körper zu finden sind. ... Da keine zwei Schiffe nach durchlebten Fahrten die gleichen Schäden aufweisen, ergibt sich die wichtige Aussage, dass vom klügsten Mechaniker kein Buch mit so genauen Anweisungen geschrieben werden kann, um jeden Zustand eines Schiffes zu beschreiben, das zur Inspektion und Reparatur ins Trockendock kommt."

A.T. Still

Dr. Still hat vor einem kochrezeptartigen - also zu technischen - Vorgehen in der Osteopathie gewarnt. Sie dürfen also jede Übung nach ihrem Gespür anpassen. Nur das Grundgerüst (Test - Übung - Retest) sollte erhalten bleiben.

Wichtig: Die hier vorgestellten Übungen sind aus fast 20 Jahren Praxis in der Zusammenarbeit mit meinen Patienten entstanden. Immer wieder war ich mit ihnen auf der Suche nach einer passenden Übung und jede musste individuell zugeschnitten werden, da kein Mensch dem anderen gleicht. Ich kann Ihnen also nicht versprechen, dass "Ihre" Übung dabei ist. Wenn Sie jedoch das Prinzip verstanden haben, werden Sie sehr leicht eigene Selbstbehandlungsmöglichkeiten finden können. Gehen Sie spielerisch und neugierig vor. Die Übungen sollen immer interessant und angenehm, niemals aber langweilig, unangenehm oder sehr anstrengend sein. Soweit gilt mein Versprechen: Es wird sich immer etwas verändern, wenn Sie mit Achtsamkeit üben!

Mit den Worten von A.T. Still:

"Nun, mache Dich selbst zum Kind der Forschung und zu einem Studenten der Natur."

Kopf

Chronische Sinusitis (Nasennebenhöhlenentzündung)

Diese Übung ist an eine von Dr. R. E. Becker entwickelte angelehnt. Nach 30 Tagen täglichen Übens sollte eine deutliche Verbesserung eintreten.

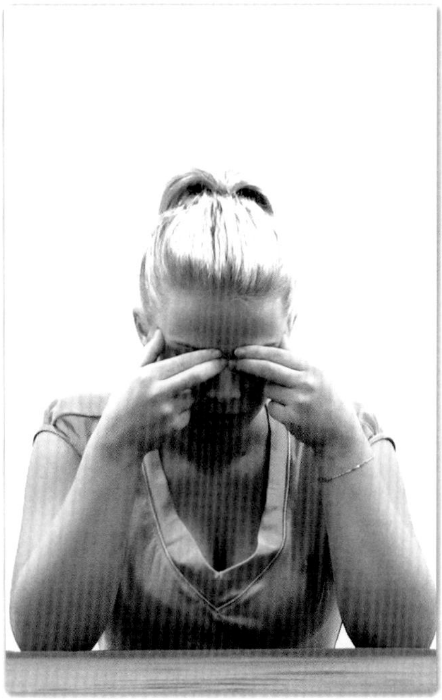

Erleichterung bei chronischer Sinusitis

Test

Zunächst beurteilen Sie, wie stark Sie die Symptome im Moment spüren können (z.B. Behinderung der Atmung, Kopfschmerzen, etc.). Setzen Sie sich an einen Tisch, die Ellenbogen abgestützt. Legen Sie die Fingerspitzen von Zeige- und Mittelfinger beider Hände eng zusammen an die Nasenwurzel (eher dichter zur Nase als zum Stirnbein hin), die Daumen können an der Schläfe abgelegt werden, Ring- und Kleinfinger werden etwas eingerollt. Probieren Sie, ob Sie eine leichte Hebung des Kopfes besser mit der Ein- oder mit der Ausatmung verbinden können (dies wird höchstwahrscheinlich die Einatemphase sein). Beim Anheben sollte sich der Druck der Finger gegen die Nasenbeine automatisch leicht erhöhen.

Übung

Wiederholen Sie die bessere Atem- und Bewegungskombination für ca. 7 Minuten.

Retest

Beurteilen Sie erneut die Stärke der Symptome.

Sehstörungen/Augenmuskulatur/Schwindel

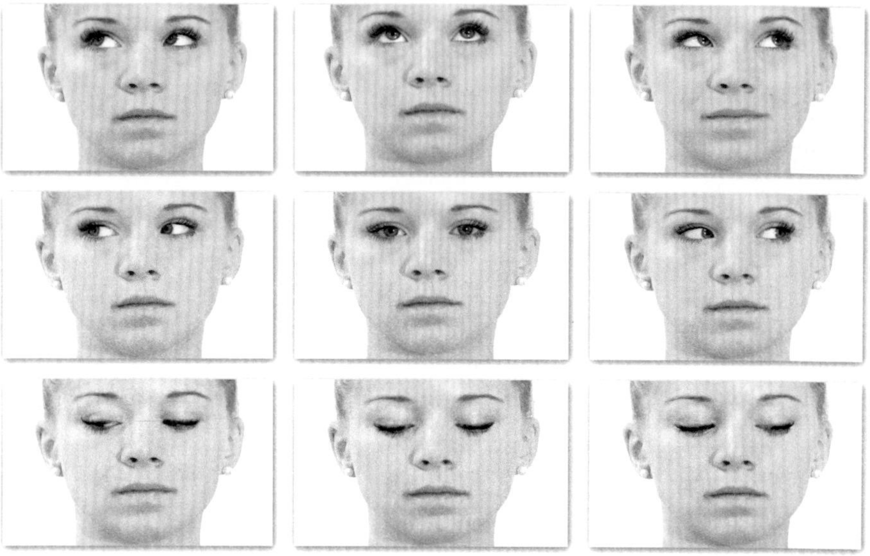

Welche Blickrichtung fühlt sich am angenehmsten an?

Test

Testen Sie die Blickrichtungen

links / rechts
oben / unten
schräg links oben / schräg rechts oben
schräg links unten / schräg rechts unten

Wenn Sie direkt spüren können, welche der acht Blickrichtungen Ihnen am angenehmsten ist, dann ist diese Ihre Übungsbewegung. Ist dies nicht klar, üben Sie mit der Gegenrichtung der am wenigsten angenehmen Blickrichtung. Blicken Sie nun mit der Einatmung in Ihre Übungsrichtung und kehren Sie mit der Ausatmung in die Mitte zurück. Dann verfahren Sie umgekehrt: bewegen Sie die Augen mit der Ausatmung in die angenehme Blickrichtung und kehren Sie mit der Einatmung zurück.

Übung

Üben Sie die Variante, die Ihnen einfacher oder angenehmer erscheint. Achten Sie darauf, dass die Geschwindigkeit der Augenbewegung an das Atemtempo angeglichen ist. Dies erfordert einige Aufmerksamkeit, da man tendenziell die Augen viel schneller bewegt als der Atem fließt. Üben Sie für etwa eine Minute - die Augenmuskeln verändern Ihre Spannung relativ schnell, so dass Sie nicht allzu lange üben müssen.

Retest

Schließen Sie Ihre Augen für einige Sekunden, dann testen Sie die Blickrichtungen nach.

Akkomodation (Nah- bzw. Fernsicht-Anpassung)

Diese Übung ist besonders für Bildschirmarbeiter geeignet.

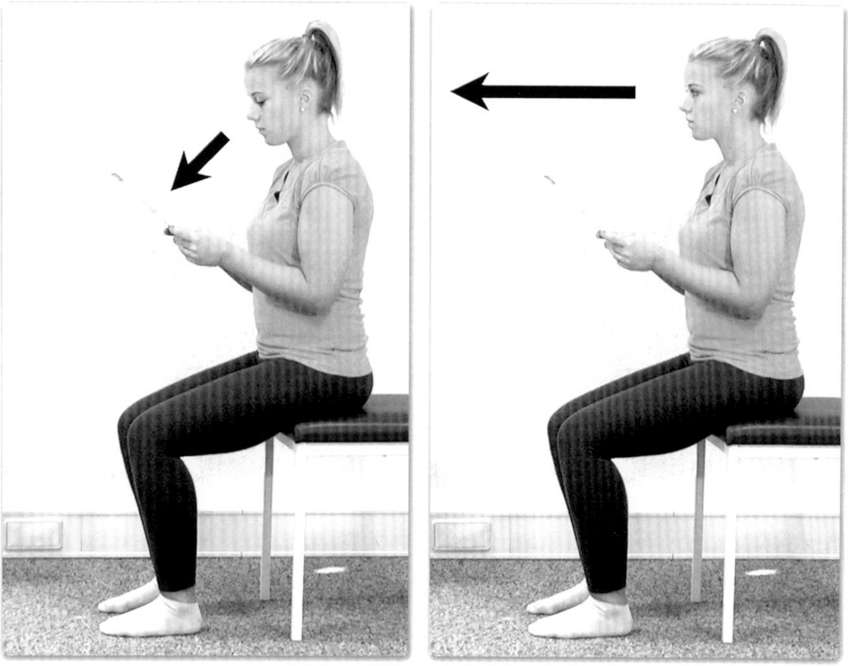

Jederzeit unauffällig durchführbar: die "Bildschirm-Übung"

Test

Fokussieren Sie etwas, das sich in 30-50 cm Entfernung befindet, dann lassen Sie den Blick (z.B. aus dem Fenster) in die Ferne schweifen. Verbinden Sie die angenehmere Blickweite mit der Atmung. Passt sie besser zur Ein- oder zur Ausatemphase?

Übung

Üben Sie die angenehmere Blick- und Atemkombination für einige Atemzüge.

Retest

Testen Sie nun die Nah- bzw. Fernsicht nach.

Wiederholen Sie die Übung häufig, wenn Sie Ihnen gut tut, sie lässt sich relativ unauffällig auch in einem Großraumbüro durchführen!

Müde Augen

Diese Übung hat "chinesische Wurzeln" und ist bekannt aus dem Qi-Gong.

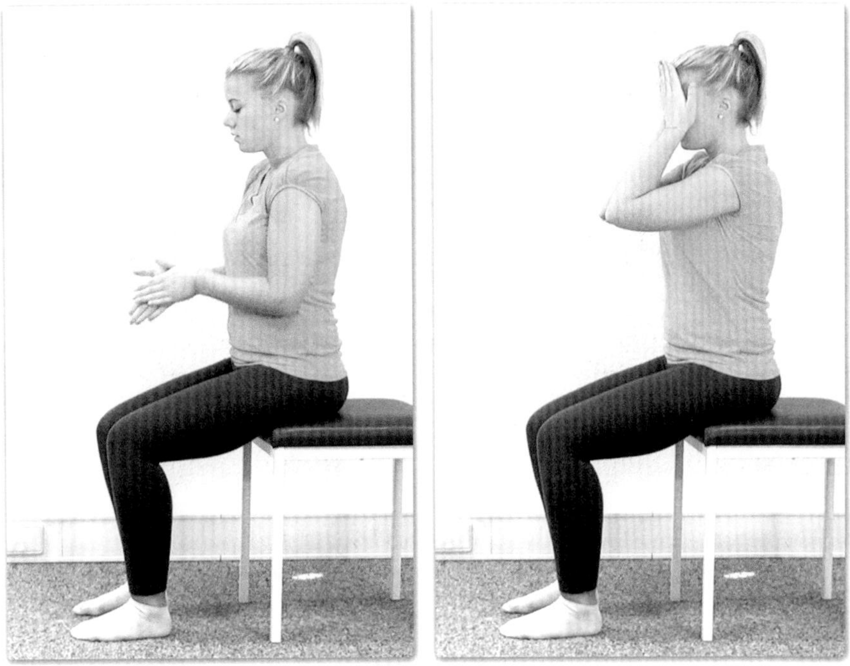

Diese Technik finden Sie auch im Qigong

Test

Beurteilen Sie, wie sich Ihre Augen anfühlen.

Übung

Reiben Sie während der Einatmung ihre Handflächen kräftig aneinander, auch noch während der Atempause. Während der Ausatmung und Ausatempause legen Sie die Hände dann auf die geschlossenen Augen, als wollten Sie die Wärme der Hände durch die Augen ins Gehirn leiten. Wiederholen Sie die Übung mindestens dreimal.

In seltenen Fällen kann es auch sein, dass Sie die Atmung umgekehrt einsetzen müssen - denken Sie daran: Die vorgestellten Übungen sind nur Ideengeber, die Sie Ihren individuellen Bedürfnissen anpassen dürfen.

Retest

Beurteilen Sie, wie sich Ihre Augen jetzt anfühlen.

Kopfschmerzen

Häufig ist es sinnvoll, bei Kopfschmerzen mit der Behandlung an den Füßen zu beginnen. Vielleicht kennen Sie den Spruch "Kopf kühl, Füße warm - macht Arzt und Apotheker arm!". Die folgende Übung eignet sich besonders, wenn Sie zusätzlich zu den Kopfschmerzen auch noch kalte Füße haben. Wenn Sie diese Übung regelmäßig durchführen, wird sich ein Trainingseffekt einstellen: Die Füße werden immer schneller warm.

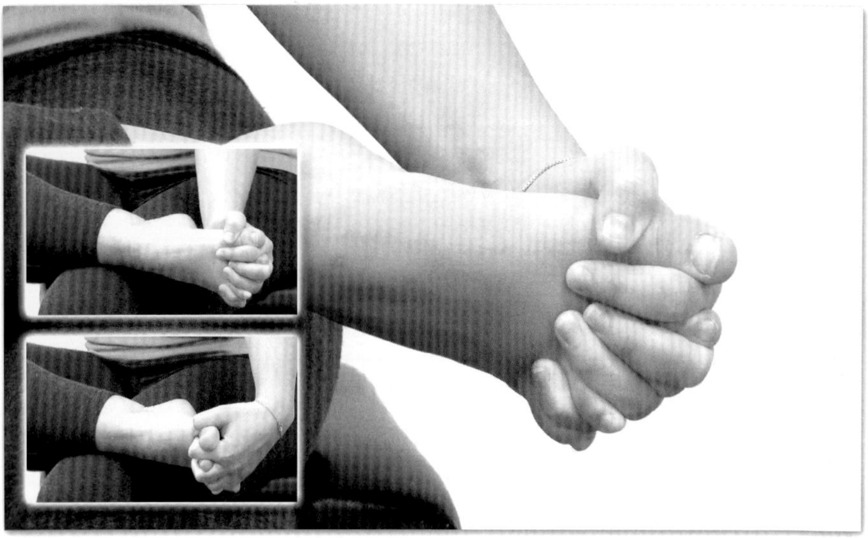

Nicht ganz einfach, erstaunt aber jedes Mal wieder in ihrer Wirkung: die Zehenübung
Links: Zehen herunter- und hochgebogen

Test

Ziehen Sie Schuhe und Socken aus und gehen Sie einige Schritte barfuß. Achten Sie dabei bitte auf das Gefühl in und vor allem unter Ihren Füßen. Setzen Sie sich nun in einen bequemen Sessel, es geht aber auch ein normaler Stuhl. Versuchen Sie jetzt, die Finger der rechten Hand und die Zehen des linken Fußes ´gebetsgriffartig´ zu verschränken. Daumen und Zeigefinger umgreifen dabei fest den großen Zeh, der Zeigefinger wird dabei zwischen dem großen Zeh und dem zweiten Zeh von unten durchgesteckt. Versuchen Sie, auf diese Weise auch die anderen Finger zwischen die Zehen zu stecken.

Evtl. werden Sie hierfür ein paarmal üben müssen. Sollten Sie die Finger nicht zwischen die Zehen stecken können, legen Sie sie einfach darüber und umgreifen Sie Ihren Fuß mit festem Kontakt. Fällt es Ihnen leichter, die Zehen hoch- oder herunterzubiegen? Testen Sie, ob sich die angenehmere Bewegungsrichtung besser mit der Ausatmung oder mit der Einatmung kombinieren lässt.

Übung

Die angenehmste Atem- und Bewegungskombination üben Sie nun für mindestens 10 Atemzüge. Versuchen Sie, während des Übens Ihre Finger immer noch etwas tiefer zwischen die Zehen zu bekommen, um den Fuß möglichst fest umgreifen zu können. Bei der Übungsdurchführung darf es diesmal - ausnahmsweise! - ein bisschen "ziepen".

Retest

Testen Sie noch einmal beide Richtungen und gehen Sie nochmals einige Schritte barfuß. Sie sollten deutliche Unterschiede in der Wahrnehmung Ihrer Fußsohlen spüren können. Der Kopfschmerz lässt durch diese Übung oft schon recht schnell nach, während die Füße häufig erst nach einigen Stunden warm werden.

Empfindliche Punkte

Kopfschmerzpatienten neigen häufig dazu, ihre Kopfhaut zu massieren und zu reiben oder auf bestimmte empfindliche Punkte zu drücken. Diese unsystematische, intuitiv oft richtige Selbstbehandlung lässt sich in eine strukturiertere Form bringen.

Die Grundlage für die folgende Übung ist die Strain-Counterstrain-Technik von Dr. Jones.

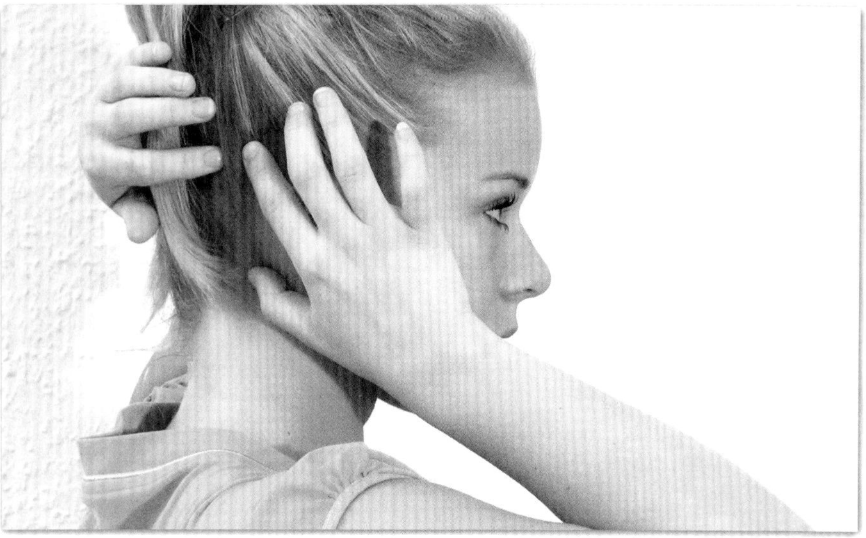

Die Strain-Counterstrain-Technik an einem Schmerzpunkt am Kopf durchgeführt

Test

Mit einem Finger einer Hand halten Sie den empfindlichen Punkt am Kopf, so dass Sie ihn deutlich spüren können. Mit einem Finger der anderen Hand schieben Sie nun die Kopfhaut aus ein bis zwei Zentimetern Entfernung auf diesen Punkt zu.

Versuchen Sie herauszufinden, aus welcher Richtung Sie die Kopfhaut auf Ihren Punkt zuschieben müssen, damit die Empfindlichkeit am deutlichsten nachlässt. Dann testen Sie wieder Atem- und Bewegungskombination: Bewegen Sie das Gewebe mit der Einatmung auf den Punkt zu und kehren Sie mit der Ausatmung in die Ausgangslage zurück, dann umgekehrt. Was ist Ihnen angenehmer?

Übung

Üben Sie die angenehmste Atem- und Bewegungskombination für ein bis zwei Minuten.

Retest

Testen Sie den Punkt erneut - seine Schmerzhafigkeit sollte deutlich nachgelassen haben.

Beschwerden im Bereich der Stirn

Diese Technik kommt aus einem Gebiet der Osteopathie, das sich besonders mit dem Schädelbereich beschäftigt (craniosacrale Osteopathie).

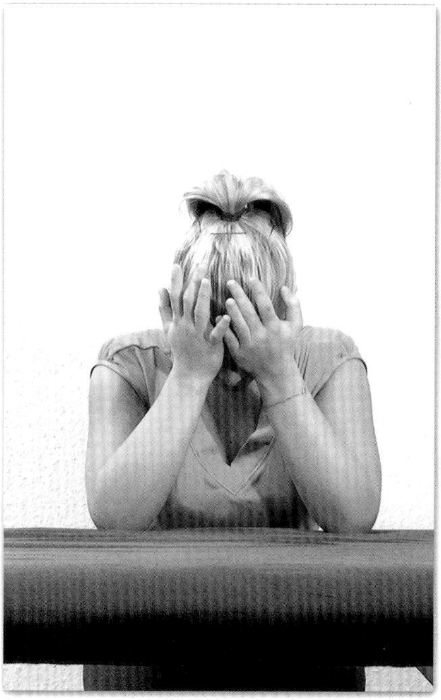

Fast eine ganz natürliche Haltung bei Stirn-Kopfschmerzen

Test

Setzen Sie sich auf einen Stuhl vor einen Tisch und stützen Sie die Stirn bequem in Ihre Hände. Drehen Sie nun Ihren rechten Unterarm leicht nach innen und gleichzeitig den linken nach außen, anschließend umgekehrt. Haben Sie eine angenehmere Bewegungsrichtung gefunden? Dann brauchen Sie nur noch herauszufinden, zu welcher Atemphase die Bewegung besser passt.

Übung

Üben Sie die angenehmste Atem- und Bewegungskombination für ein bis drei Minuten.

Retest

Testen Sie die Bewegungsrichtungen erneut. Sollte sich der Befund verbessert haben, werden die Kopfschmerzen nach einiger Zeit auch nachlassen.

Selbstverständlich können Sie auch andere Tests mit der Stirn ausprobieren, z.B. die Hände zueinander / voneinander weg bewegen, beide Hände nach oben / bzw. nach unten zu verschieben usw.

Beschwerden seitlich am Kopf - Scheitelbeinübung

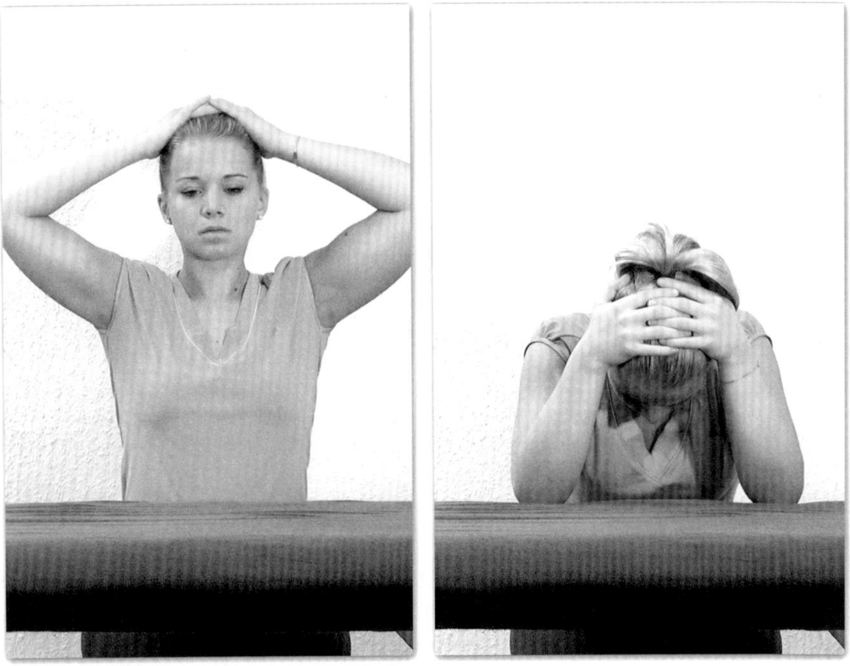

Seitliche Kopfschmerzen auflösen, frei oder aufgestützt

Test

Stützen Sie Ihren Kopf ähnlich wie bei der vorhergehenden Übung in Ihre Hände, üben Sie aber diesmal seitlich etwas Druck auf die Scheitelbeine aus, die Sie dann sanft nach oben ziehen, bzw. nach unten schieben. Bitte nie zu stark bewegen, sondern nur bis zum ersten Auftreten von Spannung. Sie können diesen Test auch durchführen, ohne die Ellenbogen aufzustützen. Welche Richtung erscheint Ihnen angenehmer? Verbinden Sie diese mit der Atmung. Lässt sie sich besser mit der Ein- oder Ausatemphase durchführen?

Übung

Führen Sie diese angenehmere Atem- und Bewegungskombination für ein bis zwei Minuten durch.

Retest

Testen Sie die Bewegungsrichtungen nach und überprüfen Sie, ob die schlechtere Richtung sich verbessert hat.

Beschwerden seitlich am Kopf - Schläfenbeinübung

Die folgende Übung beeinflusst den Seitenkopfschmerz über die Schläfenbeine.

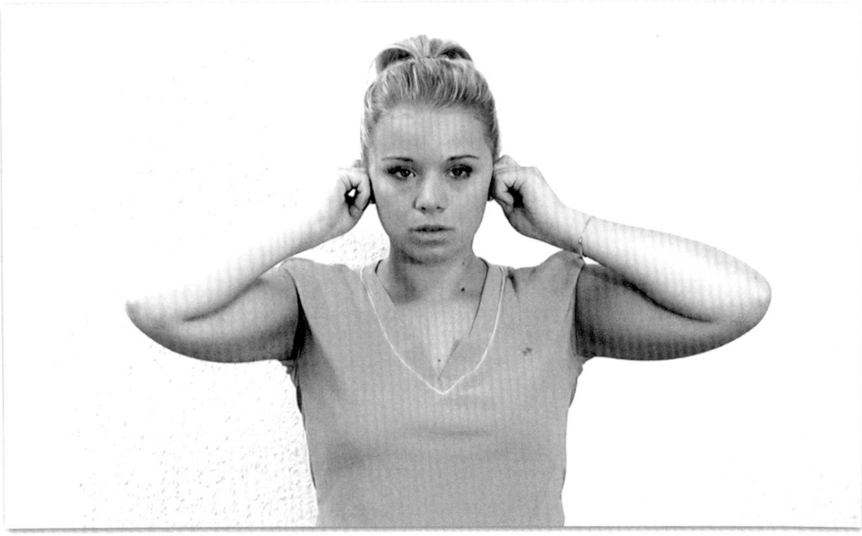

Gegen Kopfschmerzen an den Ohren ziehen

Test

Umgreifen Sie vorsichtig aber bestimmt Ihre Ohrmuscheln und ziehen Sie sie sanft gleichzeitig vom Kopf weg und nach vorne, bzw. vom Kopf weg und nach hinten. Welche ist die angenehmere Richtung? Verbinden Sie diese mit der Atmung. Lässt sie sich besser mit der Ein- oder Ausatemphase durchführen?

Übung

Führen Sie diese angenehmere Atem- und Bewegungskombination für ein bis zwei Minuten durch.

Retest

Testen Sie beide Bewegungsrichtungen nach und achten Sie auf Veränderungen.

Varianten: Ziehen Sie ein Ohr nach oben, das andere nach unten und umgekehrt.

Sollte ein Ohr deutlich empfindlicher sein als das andere, üben Sie nur mit dem besseren Ohr in die bessere Richtung und testen das empfindlichere anschließend nach.

Es gibt viele weitere Möglichkeiten - seien Sie experimentierfreudig! Die besten Übungen sind oft diejenigen, die Sie selbst gefunden haben.

Beschwerden im Bereich des Hinterkopfes

Schmerzen im Bereich des Hinterkopfes haben häufig mit Störungen der oberen Halswirbelsäule (HWS) zu tun. Die entsprechenden Übungen zu diesem Bereich finden Sie daher im Kapitel HWS. Die folgende Übung (angelehnt an eine Übung von Dr. Robert Fulford) können Sie sitzend, stehend aber auch in Rückenlage durchführen.

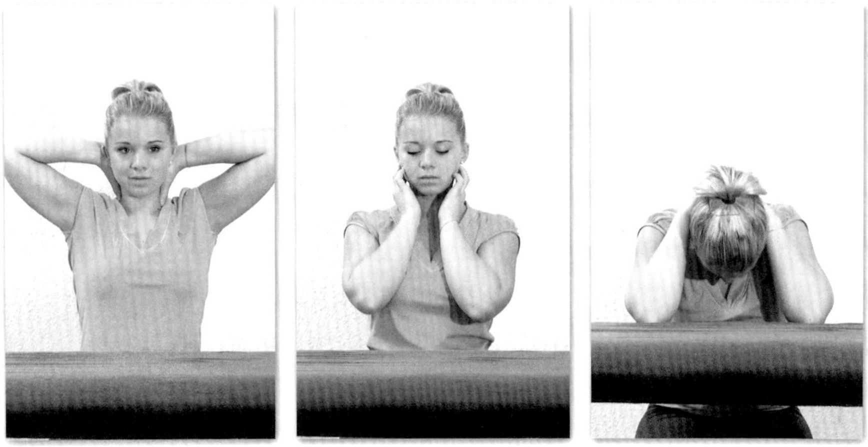

Von links nach rechts: Übung ohne Abstützen, Erspüren der Warzenfortsätze, Übung abgestützt

Test

Verschränken Sie Ihre Finger gebetsgriffartig und legen Sie Ihren Kopf so in die Hände, dass die Daumenballen Kontakt mit den Warzenfortsätzen des Schläfenbeines haben (das sind die Höcker, die Sie hinter dem Ohr Richtung Hinterkopf gut ertasten können). Ziehen Sie mit den Daumenballen das Gewebe in diesem Bereich leicht nach oben, während Sie Ihren Kopf senken. Dann umgekehrt: Heben Sie den Kopf und ziehen Sie gleichzeitig das Gewebe über den Warzenfortsätzen nach unten. Wenn Sie die angenehmere Richtung gefunden haben, verbinden Sie sie mit der Atmung. Lässt sie sich besser mit der Ein- oder Ausatemphase durchführen?

Übung

Führen Sie diese angenehmere Atem- und Bewegungskombination für ein bis zwei Minuten durch. Üben Sie ganz sanft und sehr achtsam. Der häufigste Übungsfehler ist, dass zuviel Druck oder Zug ausgeübt wird.

Retest

Testen Sie beide Bewegungsrichtungen nach und achten Sie auf Veränderungen.

Kiefergelenk/Zähne

Störungen im Bereich der Zähne und Kiefergelenke können weitreichende Konsequenzen haben. Denken Sie an das Prinzip der Beschwerdezwiebel: Auch hier können nach einer erfolgreichen Selbstbehandlung Beschwerden in anderen Bereichen auftreten.

Beschwerden im Bereich des Kiefers

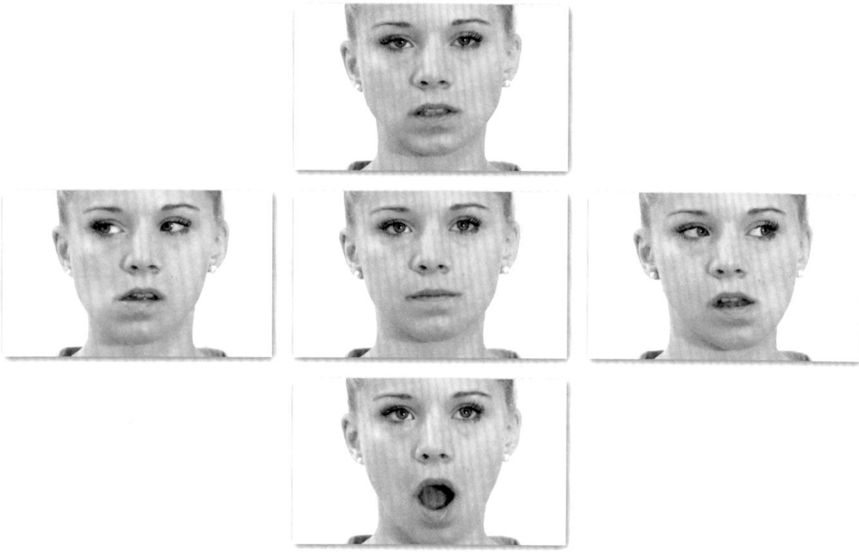

Einige Übungsrichtungen für das Kiefergelenk

Test

Lassen Sie Ihren Mund entspannt geöffnet und testen Sie folgende Bewegungsrichtungen:

Unterkiefer nach rechts / links
Unterkiefer nach vorne / hinten
Mund weit geöffnet / Mund geschlossen mit leichtem Druck der Zähne aufeinander

Welche der sechs Richtungen erscheint Ihnen am angenehmsten? Verbinden Sie diese mit der Atmung. Lässt sie sich besser mit der Ein- oder Ausatemphase durchführen?

Übung

Üben Sie dann diese Kombination für ein bis zwei Minuten.

Retest

Testen Sie alle sechs Bewegungsrichtungen nach und achten Sie auf Veränderungen.

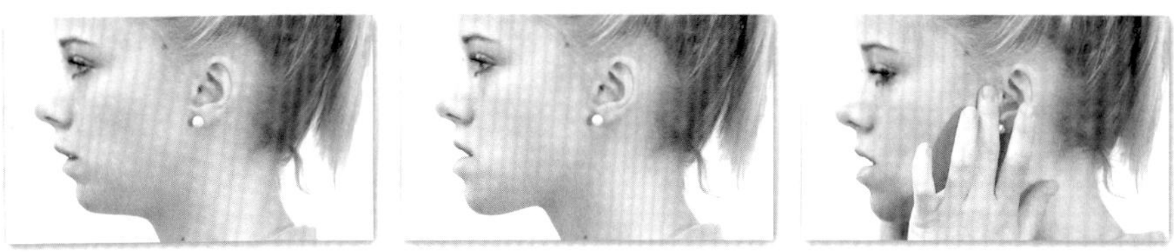

Variante: Sollte ein Kiefergelenk schmerzhaft sein, können Sie im Sinne der Strain-Counterstrain-Technik einen Finger darauf platzieren und so stark drücken, dass ein leichter Schmerz entsteht. Anschließend stellen Sie Ihren Unterkiefer wieder in die angenehmste Position ein und atmen entspannt für ein bis zwei Minuten. Vergessen Sie die Atempausen nicht. Während der Übung vermindern Sie den Fingerdruck.

Beschwerden im Bereich der Zähne

Wenn die Ursache für die Zahnschmerzen entzündlicher Natur ist, wird keine Verbesserung eintreten. In diesem Fall sollten Sie Ihren Zahnarzt aufsuchen.

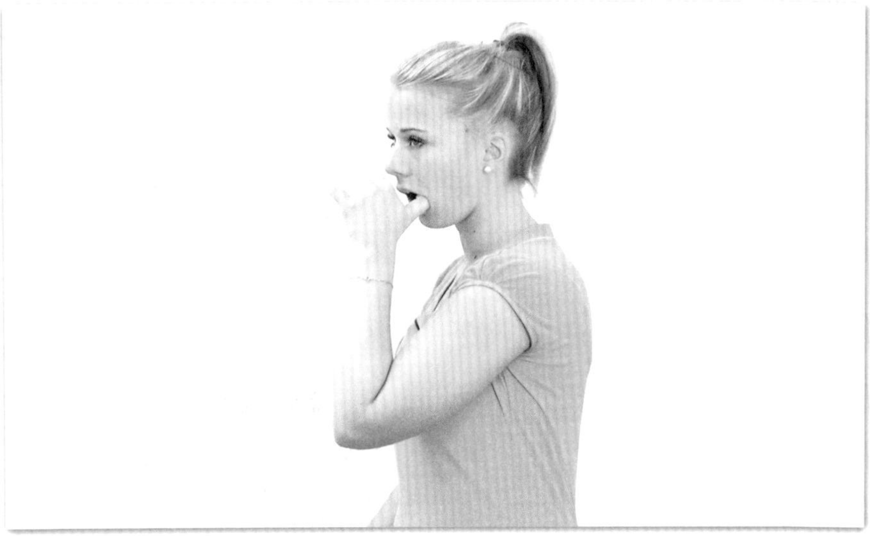

Sogar Zahnschmerzen lassen sich mit dieser Technik oft lindern

Test

Legen Sie einen Finger auf die Kaufläche des empfindlichen Zahnes.

Testen Sie folgende Möglichkeiten:

Üben Sie auf den Zahn einen leichten Druck in Richtung der hinteren Zähne / in Richtung der vorderen Zähne aus.

Drehen Sie mit leichtem Druck auf den Zahn den Finger nach innen / außen.

Üben Sie auf den Zahn einen leichten Druck in Richtung der Lippen (vordere Zähne), bzw. Wangen (Backenzähne) / in Richtung Gaumen aus.

Welche der sechs Richtungen erscheint Ihnen am angenehmsten? Verbinden Sie diese mit der Atmung. Lässt sie sich besser mit der Ein- oder Ausatemphase durchführen?

Übung

Üben Sie diese Atem- und Bewegungskombination für ein bis zwei Minuten.

Retest

Testen Sie alle sechs Bewegungsrichtungen nach und achten Sie auf Veränderungen.

Beschwerden im Bereich des Halses

Bei Stimmproblemen und Schluckbeschwerden, besonders, wenn sie sich hartnäckig halten oder gar schlimmer werden, gehen Sie bitte zum Arzt! Die vorgestellten, einfach durchführbaren Übungen sind aber vor allem nach sorgfältiger Abklärung durch den Facharzt eine sehr gute Möglichkeit, Ihre Beschwerden zu verringern oder sogar zu beseitigen.

Schluckbeschwerden

Etwas oberhalb Ihres Kehlkopfes befindet sich Ihr Zungenbein. Umfassen Sie dieses vorsichtig mit Daumen und Zeigefinger Ihrer dominanten Hand.

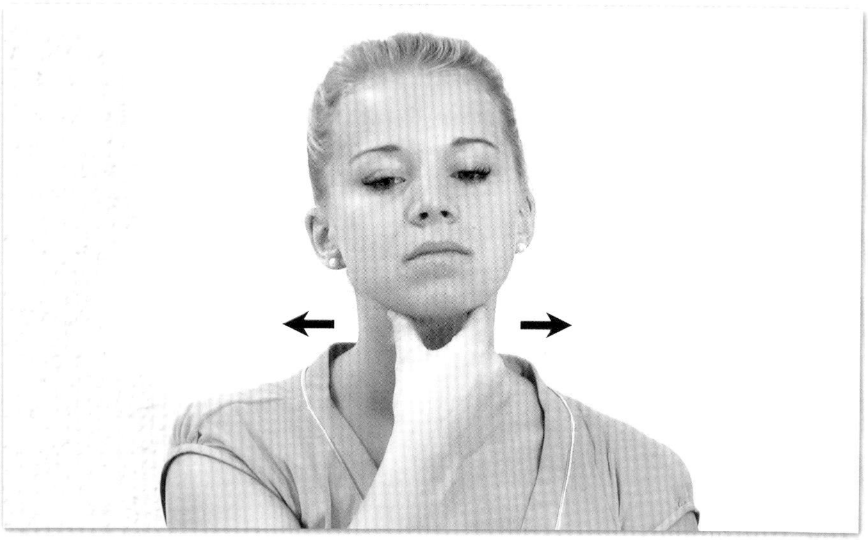

Schluckbeschwerden können sehr hartnäckig und unangenehm sein

Test

Bewegen Sie das Zungenbein leicht nach links / rechts.

Haben Sie eine angenehmere Bewegungsrichtung gefunden? Dann brauchen Sie nur noch herauszufinden, zu welcher Atemphase die Bewegung besser passt.

Übung

Üben Sie diese Atem- und Bewegungskombination für ein bis zwei Minuten.

Retest

Testen Sie beide Bewegungsrichtungen nach und achten Sie auf Veränderungen.

Falls Ihre Schluckbeschwerden gleichzeitig mit Schulter- oder Armbeschwerden auftreten, verbinden Sie diese Übung mit einer Schulter-Arm-Übung. Ihre Beschwerden könnten mit der Störung eines Muskels, der über das Schulterblatt mit dem Zungenbein verbunden ist, zusammenhängen.

Stimmprobleme

Für diese Übung benötigen Sie einen Ihnen vertrauten Menschen, der bewusst und ehrlich bewertet, was er von Ihnen hört.

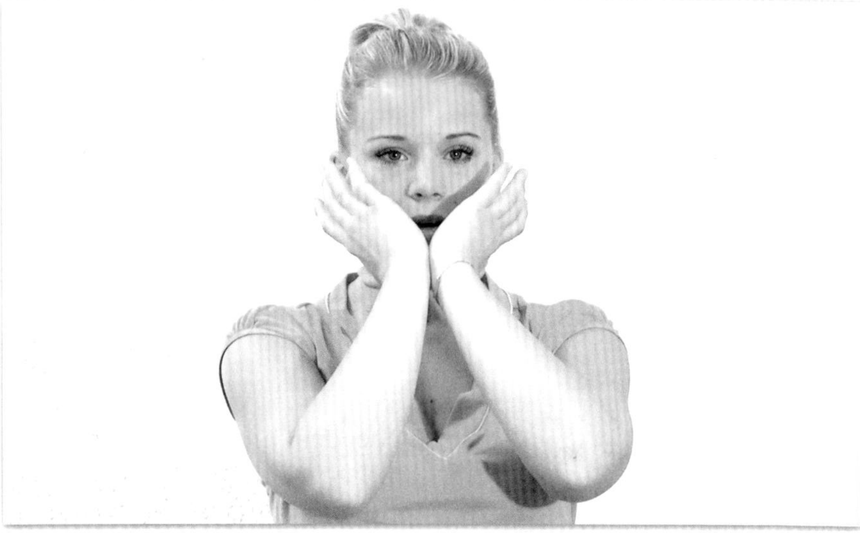

Diese Übung überrascht immer wieder, es lohnt sich, sie regelmäßig auszuführen

Test

Singen Sie ein deutlich vernehmbares, lang anhaltendes "Aaaaaa" in einer Lautstärke, die für Sie gerade noch nicht anstrengend ist. Lassen sie die Lautstärke auf einer Skala von 1-10 durch Ihren Übungspartner bewerten. Es ist hilfreich, wenn dieser die Übung mitmacht, also seine Stimme ebenfalls durch Sie bewerten lässt.

Übung

Legen Sie Ihre Handwurzelknochen so vor Ihrem Mund aneinander, dass sich Ihre Mittelfingerspitzen im Bereich der Ohren befinden.

Wenn Sie jetzt Ihr “Aaaaaa” gegen die Hände schallen lassen, werden Sie bemerken, dass der Schall an den Händen entlang direkt zu Ihren Ohren weitergeleitet wird. Vielleicht können Sie sich daran erinnern, wie irritiert Sie waren, als Sie das erste Mal Ihre eigene Stimme vom Tonband gehört haben. Der Grund dafür, dass wir unsere eigene Stimme anders wahrnehmen, als es unsere Umgebung tut, ist folgender: Mitmenschen hören unsere Stimme direkt durch den Schall, der durch die Luft an ihr Ohr übertragen wird. Wir selbst aber hören uns fast nur über die sogenannte Knochenleitung. Bei dieser Übung sorgt die Leitung des Schalls über die Hände dafür, dass Sie Frequenzen wahrnehmen können, die Sie normalerweise nicht hören. Das führt zu einer Feedback-Reaktion: die Stimme wird automatisch lauter und voller.

Singen Sie das “Aaaaa” so lange wie möglich in Ihre Hände und stellen Sie sie dabei so ein, dass Sie sich möglichst laut hören. Halten Sie die Einatempause so lange an, bis Sie den Impuls zur Ausatmung deutlich spüren. Es wird sich ein natürlicher Atem- und Bewegungsrhythmus einstellen, den Sie für mindestens 2 Minuten durchführen sollten.

Retest

Nehmen Sie die Hände wieder weg und singen Sie wieder ein “Aaaaa”. Lassen Sie die Lautstärke erneut durch Ihren Partner bewerten. Sie sollte deutlich zugenommen haben. Die Stimme wird oft auch als angenehmer oder prägnanter wahrgenommen.

Wirbelsäule

Beschwerden im Bereich der Halswirbelsäule

Die Hauptübung bei Halswirbelsäulenbeschwerden wird auf den drei Ebenen “Ja”, ”Nein” und “Vielleicht” durchgeführt.

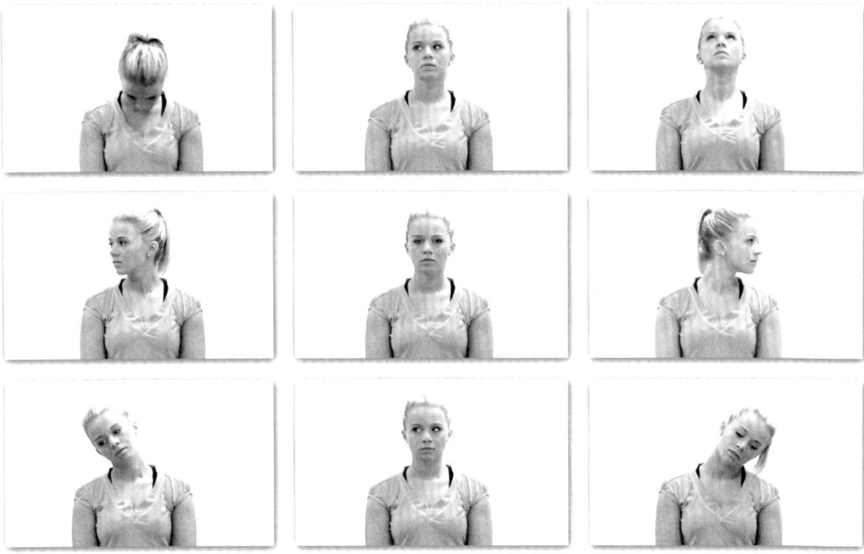

Halswirbelsäule, “Ja-Ebene”, “Nein-Ebene”, “Vielleicht-Ebene”

Test

Testen Sie, welche der folgenden sechs Bewegungsmöglichkeiten Ihnen am angenehmsten ist:

Beugung des Kopfes nach vorne / Streckung nach hinten ("Ja-Ebene")

Drehung des Kopfes nach rechts / links ("Nein-Ebene")

Seitneigung des Kopfes zur rechten Schulter / linken Schulter ("Vielleicht-Ebene")

Welche der sechs Richtungen erscheint Ihnen am angenehmsten? Verbinden Sie diese mit der Atmung. Lässt sie sich besser mit der Ein- oder Ausatemphase durchführen?

Übung

Üben Sie die angenehmste Atem- und Bewegungskombination für ein bis zwei Minuten.

Retest

Testen Sie alle sechs Richtungen nochmals und achten Sie auf Veränderungen.

Für die obere Halswirbelsäule, vor allem im Bereich der Kopfgelenke, ist es sehr wirkungsvoll, wenn man die Bewegungen nur ganz minimal durchführt, so als ob sie ein geheimes Zeichen wären. Manchmal reicht sogar die Bewegung der Augen aus!

Nackenbeschwerden mit Ausstrahlung in den Kopf

Die Halswirbelsäule ist ein Schmerzbereich, dessen Ursache oft ganz woanders liegt. Für unseren Körper ist es außerordentlich wichtig, dass der Augenhorizont im Lot ist. Gerät er durch eine Beckenfehlstellung in Schieflage, nimmt die Halswirbelsäule automatisch einen Ausgleich vor, der zu Beschwerden führen kann. Sollten Störungen im Bereich der Halswirbelsäule immer wieder auftreten und die Übungen keine dauerhafte Linderung bringen, achten Sie bitte darauf, in welcher Körperregion Sie noch Beschwerden haben (Beschwerdezwiebel!). Wenn Sie dann für die entsprechende Region die osteopathische Selbstbehandlung anwenden, sollten sich die Halswirbelsäulenbeschwerden ebenfalls bessern.

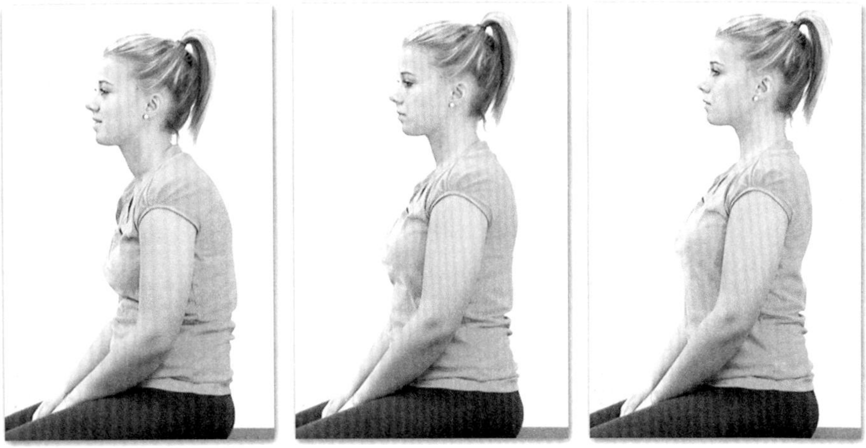

Für die Luftballon/Bleigewicht-Übung brauchen Sie etwas Vorstellungskraft

Test

Setzen Sie sich aufrecht und entspannt auf einen Stuhl oder Hocker. Achten Sie auf Ihre Aufrichtung, evtl. sollten Sie Ihre Brustbeinspitze 1-2 cm nach oben anheben, um Ihren Kopf besser auf Ihrer Halswirbelsäule balancieren zu können (wie einen Ball auf einem senkrechten Stab). Stellen Sie sich vor, Ihr Kopf wird leicht und möchte wie ein mit Helium gefüllter Ballon nach oben schweben.

Dann stellen Sie sich vor, wie Ihr Kopf bleischwer wird und die Wirbelsäule unter diesem Gewicht zusammensinkt.

Testen Sie beide Richtungen ohne Voreingenommenheit: Manchmal ist der "bleischwere Kopf" angenehmer, obwohl der "leichte Kopf" besser klingt.

Wenn Sie die angenehmere Richtung gefunden haben, verbinden Sie sie mit der Atmung. Lässt sie sich besser mit der Ein- oder Ausatemphase durchführen?

Übung

Führen Sie diese angenehmere Atem- und Bewegungskombination für ein bis zwei Minuten durch.

Retest

Testen Sie beide Bewegungsrichtungen nach und achten Sie auf Veränderungen.

Bereich Brustwirbelsäule/Brustkorb/Rippen: Im Sitzen

Probieren Sie es zunächst einmal mit den einfachsten Übungen.

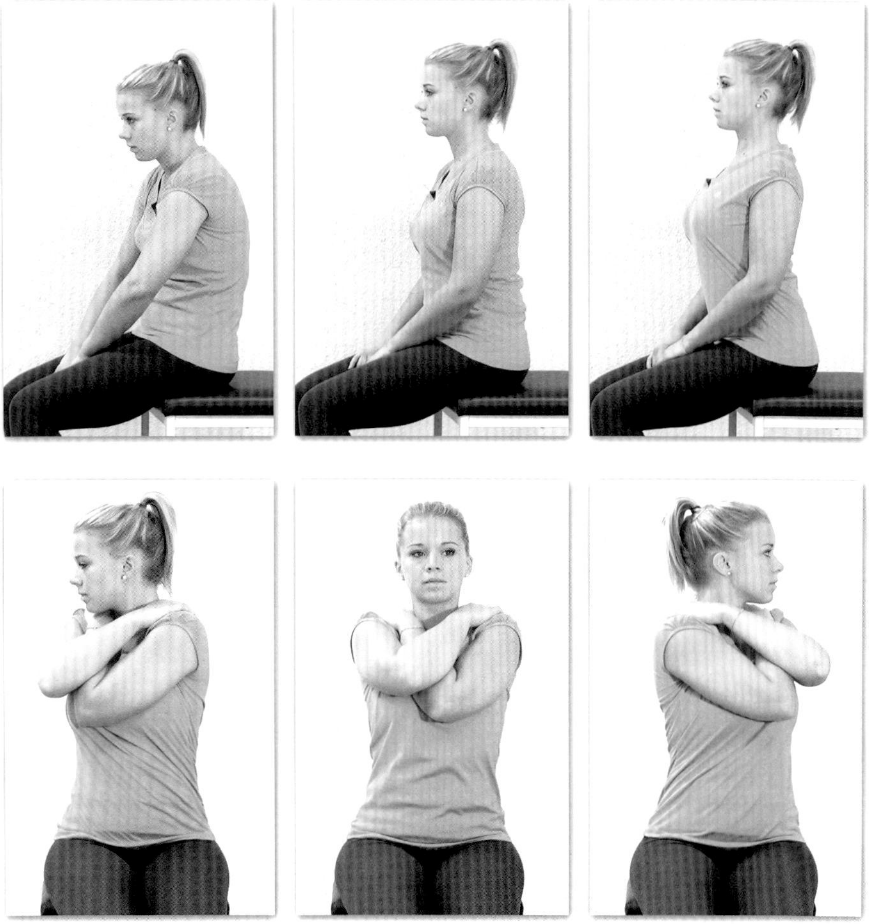

Die Wirbelsäule testen: oben "Ja-Ebene", unten "Nein-Ebene"

Test

Testen Sie, welche der folgenden sechs Bewegungsmöglichkeiten Ihnen am angenehmsten ist:

Beugung der Brustwirbelsäule nach vorne / Streckung nach hinten ("Ja-Ebene")
Drehung der Brustwirbelsäule nach rechts / links ("Nein-Ebene")
Seitneigung der Brustwirbelsäule zur rechten Seite / linken Seite ("Vielleicht-Ebene")

Welche der sechs Richtungen erscheint Ihnen am angenehmsten? Verbinden Sie diese mit der Atmung. Lässt sie sich besser mit der Ein- oder Ausatemphase durchführen?

Übung

Üben Sie diese Kombination für ein bis zwei Minuten.

Retest

Testen Sie alle sechs Richtungen nochmals und achten Sie auf Veränderungen.

Bereich Brustwirbelsäule/Brustkorb/Rippen: Im Stehen

Besonders effektiv ist folgende Variante, die stehend ausgeführt wird. Die Füße stehen schulterbreit auseinander, die Knie sind leicht gebeugt. Legen Sie die Hände überkreuz auf die Schultern und rollen Sie sich mit dem Rücken etwas ein, so dass Sie eine angenehme Dehnung spüren.

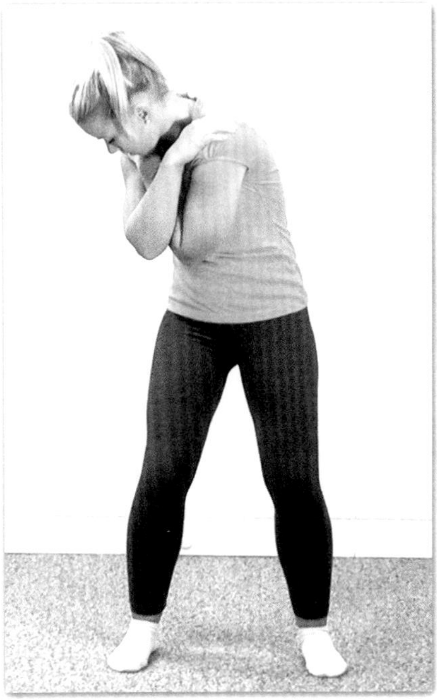

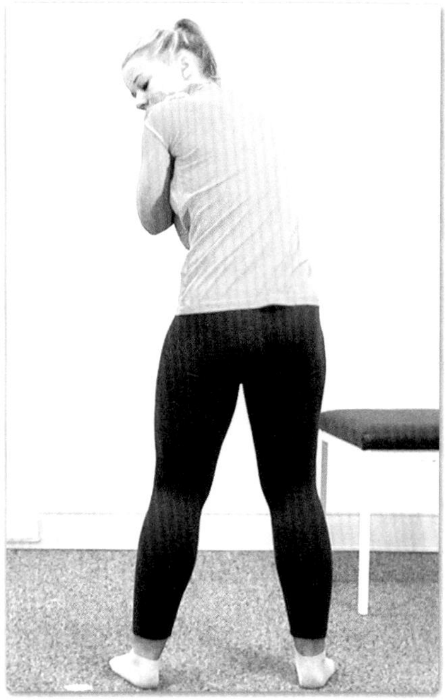

Die "Nein-Ebene" im Stehen

Test

Drehen Sie den Rumpf nach links / rechts

Haben Sie eine angenehmere Bewegungsrichtung gefunden? Dann brauchen Sie nur noch herauszufinden, zu welcher Atemphase die Bewegung besser passt.

Übung

Üben Sie die Atem- und Bewegungskombination für zwei bis drei Minuten.

Retest

Testen Sie beide Bewegungen erneut und achten Sie auf Veränderungen.

Die Counterstrain-Übung für den Brustkorbbereich

Diese Übung ist z.B. bei Schmerzen im Bereich der Brustwirbelsäule, der Rippen und des Brustbeines sinnvoll. Sie kann aber auch bei Beschwerden, die durch innere Organe ausgelöst werden, z.B. Sodbrennen, hilfreich sein.

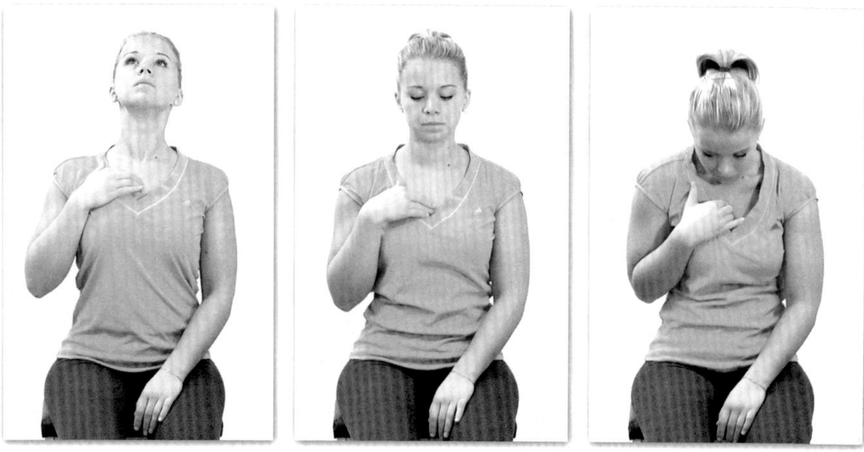

Bei der Strain-Counterstrain-Technik achten Sie beim Testen der Ebenen auf Veränderungen im Schmerzpunkt

Test

Suchen Sie sich einen Schmerzpunkt im Bereich des Brustbeines und der Rippenansätze. Dann testen Sie die Wirkung der Bewegungen der Wirbelsäule nacheinander auf allen drei Ebenen. Beginnen Sie mit dem Testen der Beugung bzw. Streckung des Oberkörpers ("Ja-Ebene"). Häufiger führt die Beugung zu einer Schmerzlinderung. Bleiben Sie in der angenehmsten Haltung. Aus dieser heraus testen Sie dann mit der "Nein-Ebene" weiter, drehen also den Oberkörper nach links bzw. rechts und halten wieder die angenehmste Stellung. Schließlich fügen Sie noch etwas Seitneigung hinzu ("Vielleicht-Ebene"). Die Bewegungsausschläge werden bei dieser Methode immer geringer, in der gefundenen Stellung sollte der Schmerz im Schmerzpunkt möglichst auf 20% oder weniger verringert sein. Am besten funktioniert die Einstellung des Körpers mit der Vorstellung, sich um den Schmerzpunkt "herumzuwickeln".

Übung

Während Sie den Punkt in dieser möglichst schmerzfreien Stellung mit dem Finger halten, atmen Sie entspannt ein und aus. Achten Sie darauf, dass Sie mit dem Fingerdruck keine Schmerzen auslösen, sondern ihn während des Übens nur ganz sanft halten. Es kann sinnvoll sein, den Druck mit einer Atemphase zu verstärken, bzw. abzuschwächen - probieren Sie es aus und folgen Sie Ihrem Gefühl. Üben Sie für mindestens zwei Minuten. Eine Feineinstellung der Haltung in dieser Zeit ist erlaubt!

Retest

Gehen Sie sehr langsam in die Ausgangsstellung zurück und testen Sie den Schmerzpunkt nach. Der Schmerz sollte um mindestens 70% nachgelassen haben. Im Idealfall können Sie ihn an diesem Punkt nicht mehr auslösen.

Übung bei stärkeren Schmerzen

Bei stärkeren Schmerzen empfiehlt es sich, aus einer Haltung zu üben, die möglichst schmerzfrei einzunehmen ist. Für die Brust- und Lendenwirbelsäule ist dies oft der Vierfüßlerstand. Aus dieser Stellung können wieder alle drei Ebenen getestet und beübt werden.

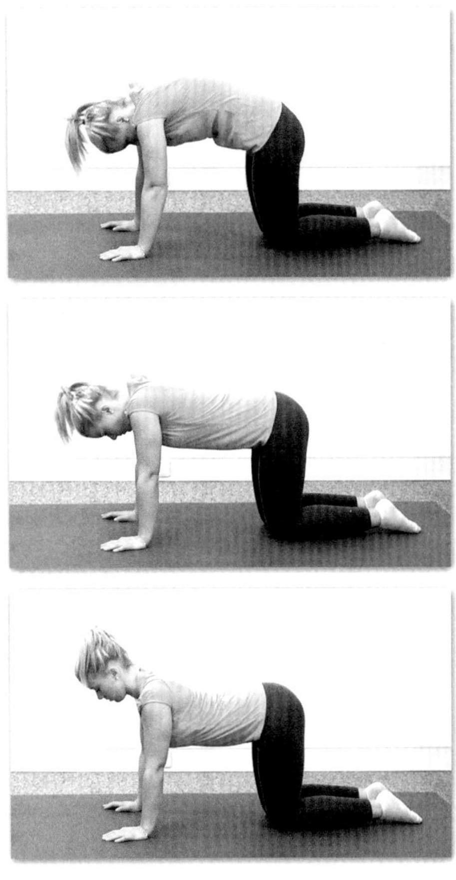

Wenn gar nichts mehr geht: der Vierfüßlerstand, hier der Test in der "Ja-Ebene"

Test

Beugung / Streckung der Brustwirbelsäule ("Ja-Ebene")
Drehung der Brustwirbelsäule nach rechts / links ("Nein-Ebene")
Seitneigung der Brustwirbelsäule zur rechten Seite / linken Seite ("Vielleicht-Ebene")

Welche der sechs Richtungen erscheint Ihnen am angenehmsten? Verbinden Sie diese mit der Atmung. Lässt sie sich besser mit der Ein- oder Ausatemphase durchführen?

Sollten Ihnen die Bewegungen auf der "Nein-" und der "Vielleicht-Ebene" zu kompliziert sein, üben Sie nur auf der "Ja-Ebene".

Übung

Üben Sie die Atem- und Bewegungskombination für zwei bis drei Minuten.

Retest

Testen Sie die Bewegungen auf der Übungsebene nochmals und achten Sie auf Veränderungen.

Lendenwirbelsäulenbeschwerden

Beschwerden in der Lendenwirbelsäule sind oft besonders hartnäckig und neigen zur Chronifizierung. Wenn man Patienten fragt, wie lange die Beschwerden schon bestehen, bekommt man oft die Antwort "Rücken hatte ich schon immer". Ein Grund dafür ist, dass oft übersehen wird, dass nicht eine Bewegungseinschränkung, sondern eine Überbeweglichkeit bzw. Instabilität besteht. Im Folgenden werden zunächst die Übungen bei Bewegungseinschränkungen dargestellt.

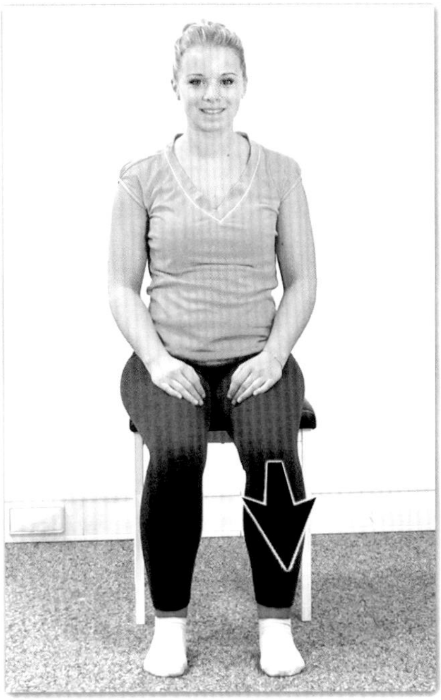

"Nein-Ebene": Schiebt man ein Knie vor, so dreht sich das Becken in die entsprechende Richtung

Test

Setzen Sie sich aufrecht und entspannt auf einen Stuhl oder Hocker. Nun schieben Sie das rechte Knie ein bis drei Zentimeter nach vorne, so dass ihr Becken beginnt, sich zu drehen ("Nein-Ebene"). Kehren Sie in die Ausgangsstellung zurück und testen Sie die gleiche Bewegung mit dem linken Knie. Haben Sie eine angenehmere Bewegungsrichtung gefunden? Dann brauchen Sie nur noch herauszufinden, zu welcher Atemphase die Bewegung besser passt.

Übung

Üben Sie die Atem- und Bewegungskombination für etwa zwei Minuten.

Retest

Testen Sie beide Bewegungen erneut und achten Sie auf Veränderungen.

Beim Üben in der "Ja-Ebene", also beim Beugen und Strecken der Lendenwirbelsäule, ist es hilfreich, sich das Becken als eine randvoll mit Wasser gefüllte Schale vorzustellen. Bewegen Sie Ihr Becken nun so, als würden Sie etwas Wasser vorsichtig nach vorne bzw. nach hinten ausschütten. Beim Durchführen der Seitneigung drücken Sie einen Sitzbeinhöcker in die Unterlage und stellen sich vor, dass die Lendenwirbelsäule von vorne gesehen ein "C" formt.

Die Übung "Das wiegende Meer"

Die QiGong-Übung "Wiegendes Meer" eignet sich hervorragend als weiterführende Technik im Anschluss an die Lendenwirbelsäulenübung und ist sehr effektiv für die gesamte Wirbelsäule.

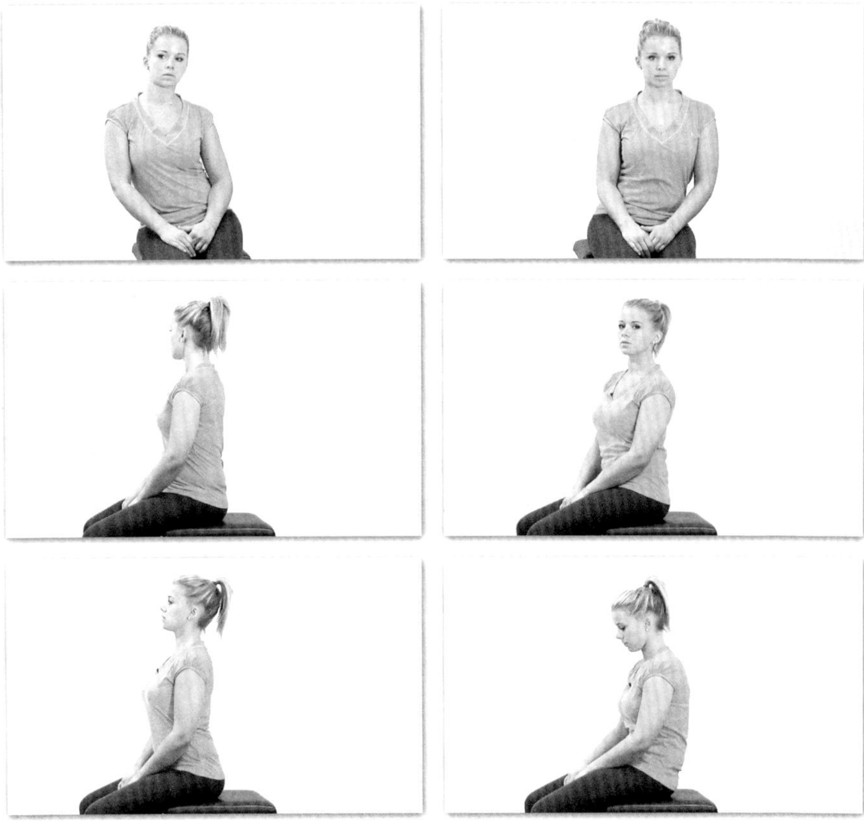

Das 'Wiegende Meer', eine der ältesten und effektivsten Qigong-Übungen

Während Sie aufrecht und entspannt auf einem Stuhl oder Hocker sitzen, lassen Sie Ihre Aufmerksamkeit ans untere Ende der Wirbelsäule zum Kreuzbein sinken.

Sie beginnen mit der Übung auf der "Vielleicht-Ebene": Kippen Sie das Kreuzbein etwas nach links ab (das Kreuzbein liegt oberhalb des Steißbeins und unterhalb des untersten Lendenwirbels). Folgen Sie nun dieser "Linksversetzung" der Wirbelsäule, und zwar Wirbel für Wirbel, bis nach oben zum Kopf. Danach lassen Sie die Wirbelsäule entsprechend nach rechts gleiten. Tun Sie dies ohne Anstrengung und zu starkes "Richtig-machen-wollen". Es genügt, die innere Aufmerksamkeit ganz sanft in den Bereich zu lenken, den Sie bewegen wollen. Wenn Sie die Bewegung wiederholen, versuchen Sie, dabei immer "flüssiger" zu werden und auch etwas schneller. Wenn Sie ganz entspannt bleiben, werden Sie in einen ruhigen Bewegungsrhythmus kommen, der einer Schlangenbewegung ähnelt. Bleiben Sie in dieser Bewegung, bis sie sich geschmeidig anfühlt und die Rückenmuskulatur wärmer und lockerer wird.

Falls sich ein bestimmter Wirbelsäulenabschnitt schlecht in die eine oder andere Bewegungsrichtung führen lässt, unterbrechen Sie die Übung. Verfahren Sie dann wie folgt:

Test

Testen Sie, ob sich der eingeschränkte Wirbelsäulenabschnitt angenehm in die Gegenrichtung führen lässt. Falls ja, verbinden Sie die Bewegung mit der Atmung. Ist die Kombination mit der Ein- oder Ausatmung angenehmer?

Übung

Üben Sie die Atem- und Bewegungskombination für einige Atemzüge.

Retest

Testen Sie beide Bewegungsrichtungen erneut und achten Sie auf Veränderungen.

Wenn eine Verbesserung eingetreten ist, fahren Sie mit der Übung "Wiegendes Meer" fort.

Ebenso lässt sich das “Wiegende Meer” auf den anderen beiden Ebenen durchführen. Bei der “Ja-Ebene” verlagern Sie das Steißbein etwas nach vorn, das darüberliegende Kreuzbein und das gesamte Becken werden dadurch etwas nach hinten verlagert. Dann verlagern Sie von unten nach oben bis zum Kopf alle Wirbel ohne Anstrengung nach hinten (Raupenbewegung).

In der Rotation (“Nein-Ebene”) drehen sich Kreuz- und Steißbein miteinander, auch hier lassen Sie wieder alle Wirbel von unten nach oben folgen (Wendebewegung).

Variante:

Der osteopathische Begriff “unwinding” bezeichnet das “sich Entwirren” des Gewebes. Die Selbstbehandlung mit dieser Technik funktioniert folgendermaßen: Nachdem Sie die drei Ebenen getrennt voneinander geübt haben, bewegen Sie sich aus der “Nein-Ebene” heraus intuitiv in allen Ebenen gleichzeitig. Tun Sie dies mit einer spielerischen Leichtigkeit und lassen Sie sich ganz von Ihrem Gefühl leiten, so als ob Sie beobachten, wie sich Ihr Körper von selbst bewegt.

Instabile Wirbelsäule - "Nein-Ebene"

Manche Wirbelsäulenprobleme hängen mit einer Instabilität in einem Wirbelsäulensegment zusammen. Die Wirbelsäule hat zwei verschiedene Muskelsysteme: ein globales, welches für alle großen und den gesamten Körper betreffenden Bewegungen zuständig ist und ein lokales, welches die Stabilität der Wirbelsäule sicherstellt. Stellen Sie sich vor, die Wirbelsäule wäre ein Stapel Bauklötze oder Streichholzschachteln. Das globale Muskelsystem verbindet über weite Strecken die untersten mit den obersten Streichholzschachteln, das lokale immer eine Schachtel mit den beiden direkt anliegenden. Beim Versuch, diesen Turm aus dem Gleichgewicht zu bringen, hält das globale System mit der Verspannung einer gesamten Seite dagegen. Das lokale System dagegen hält die Stabilität der einzelnen Segmente zueinander aufrecht. Wenn Sie nur die oberste und die unterste Schachtel aufeinander drücken, würden ohne das lokale System die Schachteln dazwischen herausgequetscht werden und der Turm zusammenbrechen. Das Zusammenspiel dieser beiden Systeme ist enorm wichtig! Die folgenden Übungen helfen, dem Verlust von Bewegungskontrolle (Instabilität) auf die Spur zu kommen und entgegenzuwirken.

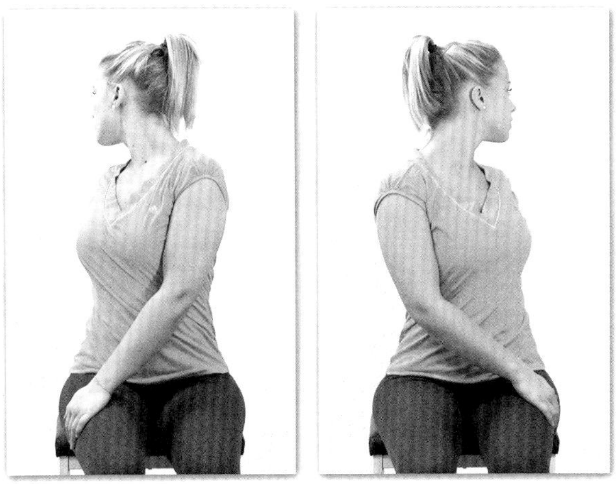

Hier wird der Vorabtest gezeigt. Die eigentliche Übung wird ohne sichtbare Bewegungen ausgeführt!

Test

Setzen Sie sich aufrecht und entspannt auf einen Stuhl oder Hocker. Testen Sie die Rotation der Wirbelsäule ("Nein-Ebene") in beide Richtungen. Achten Sie beim Drehen auf das Gefühl in der Lendenwirbelsäule und auch darauf, ab wann sich die Bewegung nicht mehr angenehm anfühlt.

Kehren Sie nun in die Ausgangsstellung zurück. Während Sie zu einem Teil mit Ihrem Gewahrsein in dem Wirbelsäulensegment bleiben, das Ihnen Beschwerden bereitet (häufig ist das ein Segment aus der unteren Lendenwirbelsäule), stellen Sie sich nur vor (!), Sie würden das rechte Knie etwas nach vorne schieben. Es soll keine Bewegung zu sehen sein. Es geht allein darum, dass Sie ein Gefühl dafür bekommen, wie das Ansteuern der Muskulatur funktioniert! Sie testen sozusagen die Leitung vom Gehirn zu den Muskeln. Gehen Sie dann wieder in den Ausgangszustand zurück und testen Sie das andere Knie - nur in der Vorstellung! Sollten Sie deutliche Unterschiede spüren, liegt das vermutlich an einer segmentalen Instabilität. Diese kann sich dadurch bemerkbar machen, dass Sie das Gefühl haben, Sie müssten auf der einen Seite viel mehr Muskeln rekrutieren, um die Bewegung vorzutäuschen, während sich die andere Seite anfühlt wie eine gut funktionierende Servomechanik. Manchmal erscheint die schlechtere Seite sogar wie blockiert. Haben Sie eine angenehmere (besser kontrollierbare) Übungsrichtung gefunden? Dann brauchen Sie nur noch herauszufinden, zu welcher Atemphase sie besser passt.

Übung

Üben Sie die Atem- und Bewegungskombination für etwa zwei Minuten. Bleiben Sie dabei mit der Aufmerksamkeit im problematischen Segment, wobei Sie keine anatomischen Kenntnisse benötigen. Spüren Sie einfach in die Region.Von außen betrachtet könnte man denken, Sie seien im Sitzen eingeschlafen, obwohl Sie in Wirklichkeit nur Ihre Aufmerksamkeit in Ihren Körper gelenkt haben und sehr wohl aktiv sind. Führen Sie diese Übungen zur segmentalen Stabilisation mit besonderer innerer Achtsamkeit durch. Es kann einige Zeit dauern, bis sich der gewünschte Erfolg einstellt. Bei den meisten meiner Patienten verbesserten sich auch langjährig bestehende Beschwerden nach spätestens einem Monat. Dies setzt natürlich konsequentes tägliches Üben voraus!

Retest

Testen Sie beide Richtungen erneut und achten Sie auf Veränderungen. Sollte sich die schlechtere Seite nun besser ansteuern lassen, testen Sie die Drehung der Wirbelsäule genau wie beim Eingangstest nach. Auch hier sollte eine deutliche Verbesserung spürbar sein, denn das Zusammenspiel der Muskelsysteme ist nun harmonischer aufeinander abgestimmt.

Instabile Wirbelsäule - "Vielleicht-Ebene"

Test

Stellen Sie sich nur vor (!), Sie möchten einen Sitzbeinhöcker stärker in die Unterlage drücken, achten Sie darauf, wie der Bewegungsimpuls ankommt. Wenn Sie dann die andere Seite testen, werden Sie bei Instabilitätsproblemen wieder deutliche Unterschiede spüren. Haben Sie eine angenehmere (besser kontrollierbare) Übungsrichtung gefunden? Dann brauchen Sie nur noch herauszufinden, zu welcher Atemphase sie besser passt.

Übung

Üben Sie die bessere Atem- und Bewegungskombination für etwa zwei Minuten.

Retest

Testen Sie erneut und achten Sie auf Veränderungen.

Übungsvariante auf der "Ja-Ebene"

Die "Ja-Ebene" sollten Sie erst testen, wenn Sie die vorhergehenden schon einige Male geübt haben oder bisher keine Unterschiede spüren konnten.

Test

Stellen Sie sich vor, Ihr Becken sei eine bis zum Rand mit Wasser gefüllte Schüssel. Stellen Sie sich vor (!), etwas Wasser nach vorn auszuschütten. Für das globale Muskelsystem würde das bedeuten, die Hohlkreuzposition einzunehmen, aber: es soll keine Bewegung sichtbar sein. Bewerten Sie nur, wie leicht der Bewegungsimpuls ankommt. Nun testen Sie die Gegenrichtung: Stellen Sie sich nur vor (!), dass Sie etwas Wasser nach hinten ausschütten (im globalen Muskelsystem "Rundrücken"). Testen Sie wiederum nur in Ihrer Vorstellung, wie leicht Sie Ihr Schambein in Richtung der Brustbeinspitze ziehen können, ohne dass dabei eine Bewegung zustande kommt. Beim ersten Bewegungsimpuls in diese Richtung sollten Sie spüren können, dass sich die Bauchmuskulatur minimal anspannt - ohne sich dabei zu verkürzen. Führen Sie diese Tests besonders spielerisch und ohne zu verkrampfen aus. Dann beurteilen Sie, ob Ihnen eine Richtung leichter fällt oder sich angenehmer anfühlt. Haben Sie eine angenehmere (besser kontrollierbare) Übungsrichtung gefunden? Dann brauchen Sie nur noch herauszufinden, zu welcher Atemphase sie besser passt.

Übung

Üben Sie die Atem- und Bewegungskombination für etwa zwei Minuten.

Retest

Testen Sie erneut und achten Sie auf Veränderungen.

Beckenbereich

Beschwerden im Bereich des Beckenbodens

Diese Übung eignet sich z.B. zur Unterstützung einer Harninkontinenztherapie.

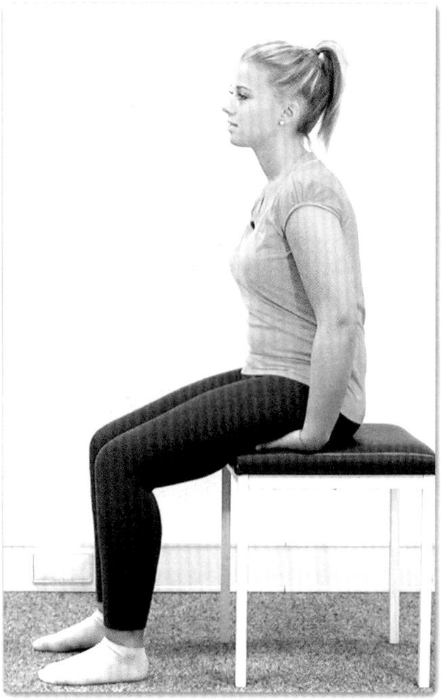

Die Beckenbodenübung: sanft und wirkungsvoll

Test

Schieben Sie Ihre Handflächen so unter den Po, dass sie mit den Fingerspitzen etwas um die Sitzbeinhöcker herumgreifen können.

Spannen Sie Ihren Beckenboden an. Dabei kann die Vorstellung helfen, den gesamten Beckenboden in sich hineinzuziehen. Probieren Sie aus, ob Sie die Anspannung besser mit der Ein- oder mit der Ausatmung verbinden können. Es zählt vor allem das Gefühl, wie gut sich diese Muskulatur ansteuern lässt. Es kommt nicht auf Kraft an!

Übung

Führen Sie diese Atem- und Bewegungskombination für mindestens zwei Minuten durch. Achten Sie darauf, die Atempausen so lange zu halten, bis der innere Impuls zum Weiteratmen kommt.

Retest

Testen Sie erneut, wie gut Sie Ihre Beckenbodenmuskeln ansteuern können.

Beschwerden im Bereich Kreuzdarmbeingelenk

Dieser Bereich befindet sich links und rechts neben dem Kreuzbein.

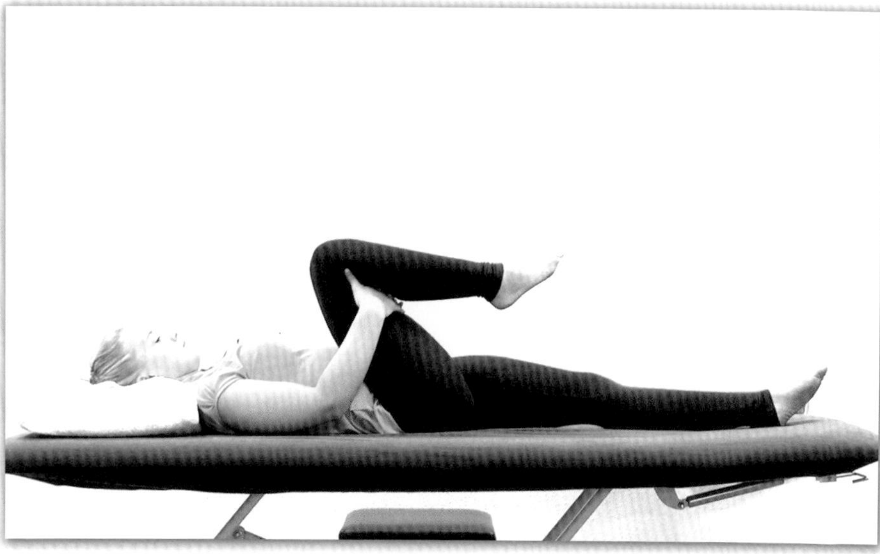

Die Kreuzdarmbeingelenksübung hat so gut wie immer einen positiven Effekt, und häufig sind Beschwerden dort nur die äußerste Schale der "Beschwerdezwiebel". Achten Sie also auf jegliche Veränderungen nach der Durchführung!

Test

Legen Sie sich entspannt auf eine stabile, aber nicht zu harte Unterlage, ideal ist eine Übungsmatte. Beugen Sie ein Bein so weit an, dass Sie es mit den Händen in der Kniekehle umfassen können. Sollte Ihnen das nicht möglich sein, benutzen Sie ein zusammengerolltes Handtuch als Hilfsmittel. Achten Sie darauf, wie leicht sich die Beugung durchführen lässt und wie angenehm sich die Endstellung anfühlt. Dann testen Sie das andere Bein.

Übung

Üben Sie mit der angenehmeren Seite: Beugen Sie das Bein und umfassen Sie es mit beiden Händen in der Kniekehle.

Ziehen Sie das Bein während einer Atemphase minimal etwas weiter zu sich heran - während der anderen Atemphase bewegen Sie es in die Ausgangsposition zurück. Meist lässt sich das Bein während der Einatemphase besser heranziehen. Auf jeden Fall sollte es komplett entspannt sein - die Bewegung kommt allein aus Ihren Armen und kann sehr klein sein. Üben Sie für mindestens zwei Minuten.

Retest

Testen Sie die Beugung beider Beine nach und achten Sie auf Veränderungen.

Beschwerden im Gesäßbereich

Die folgende Übung ist an die "Funktionale Technik" von Dr. Johnston angelehnt und eignet sich hervorragend zur Selbstbehandlung von Schmerzpunkten im Bereich des Gesäßes, die häufig fälschlicherweise als "Ischiasschmerz" bezeichnet werden.

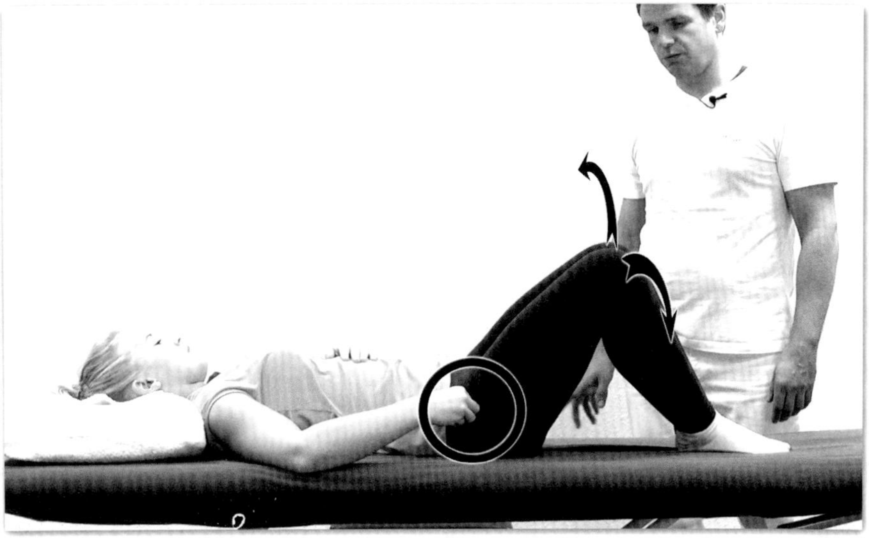

Bei Beschwerden im Gesäßbereich bis zur Beinaußenseite ist diese Übung hilfreich, sie bringt das Becken ins Gleichgewicht

Test

Legen Sie sich auf eine Übungsmatte oder eine ähnliche Unterlage und stellen Sie die Beine an. Drücken Sie Ihren Schmerzpunkt so stark, dass Sie ihn gut spüren können. Halten Sie nun diesen Punkt und beurteilen Sie Spannung und Schmerzhaftigkeit. Dann lassen Sie langsam das Bein der schmerzhaften Seite nach außen fallen.

Beobachten Sie genau, ob und wie sich Spannung und Schmerz im Punkt verändern. Bringen Sie das Bein dann wieder in die Ausgangsposition zurück. Nun lassen Sie das andere Bein langsam nach außen fallen und beobachten dabei den Schmerzpunkt. Bringen Sie das Bein wieder zurück in die Ausgangsposition. Während Sie den Punkt weiter halten und beobachten, lassen Sie beide Beine gleichzeitig nach außen fallen. Dann kehren Sie zurück in die Ausgangsposition. Bewegen Sie beide Beine gleichzeitig nach links, wobei die Knie und die Innenknöchel aneinandergelegt bleiben. Anschließend bewegen Sie beide Beine entsprechend nach rechts. Bei einer dieser Bewegungen sollten sich Schmerz und Spannung im fokussierten Punkt deutlich verringert haben. Dies ist dann Ihre Übungsbewegung. Atmen Sie ein, während Sie in Ihre angenehme Position gehen, und aus, wenn Sie wieder in die Ausgangsposition zurückkehren. Dann verbinden Sie Atmung und Bewegung umgekehrt, gehen also mit der Ausatmung in die angenehme Position und kehren mit der Einatmung wieder zurück in die Mitte. Achten Sie auf eine sanfte Vorgehensweise. Die angenehmste Position lässt sich bei dieser Übung oft schon bei wenig Bewegungsausschlag erreichen.

Übung

Üben Sie die Atem- und Bewegungskombination mit entsprechenden Atempausen für einige Atemzüge.

Retest

Testen Sie den Schmerzpunkt nach. Sowohl Schmerz als auch Spannung sollten deutlich verringert sein.

Variante: Bleiben Sie bei der Übung in der angenehmsten Position und atmen entspannt ein und aus - Atempausen nicht vergessen!

Hüftgelenksprobleme

Das Hüftgelenk lässt sich um alle 3 Bewegungsachsen bewegen. Für gewöhnlich erzielt man auf der "Nein-Ebene" gute Übungsresultate. Die Übung lässt sich im Liegen als auch im Stehen durchführen.

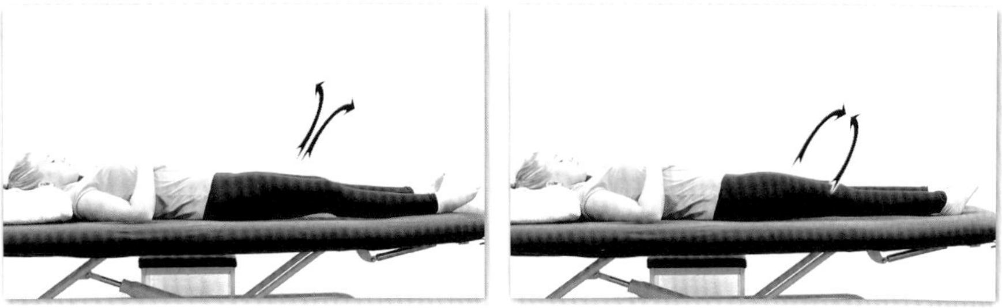

Rollen der Beine nach außen und nach innen: je sanfter, desto wirkungsvoller!

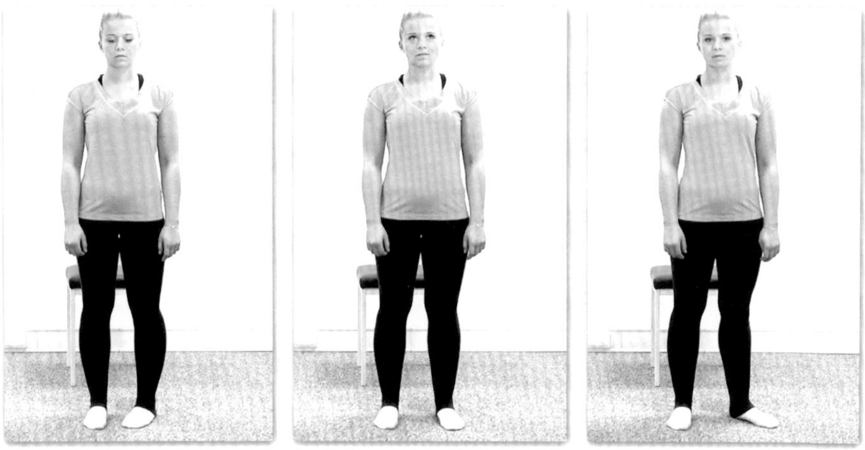

Die Übung kann auch im Stehen durchgeführt werden

Test

Legen Sie sich auf den Rücken und drehen Sie Ihr rechtes Bein einwärts / auswärts. Testen Sie dann das linke Bein entsprechend.

Welche der vier Bewegungen ist die angenehmste? Verbinden Sie diese mit der Atmung. Lässt sie sich besser mit der Ein- oder Ausatemphase durchführen?

Übung

Üben Sie mindestens zwei Minuten diese Atem- und Bewegungskombination.

Retest

Testen Sie alle vier Bewegungsrichtungen nach und achten Sie auf Veränderungen.

Variante: Halten Sie bei der Übung das Bein in der angenehmesten Stellung und atmen Sie entspannt ein und aus. Atempausen nicht vergessen! Diese Variante eignet sich besonders zur stehenden Ausführung.

Bereich Hüftgelenk/Schambein/Adduktoren

Die Adduktoren sind die Muskeln an den Innenseiten der Oberschenkel. Bei Hüftgelenksbeschwerden sind sie immer stark verspannt. Tägliches Üben über einen längeren Zeitraum kann hier sehr sinnvoll sein.

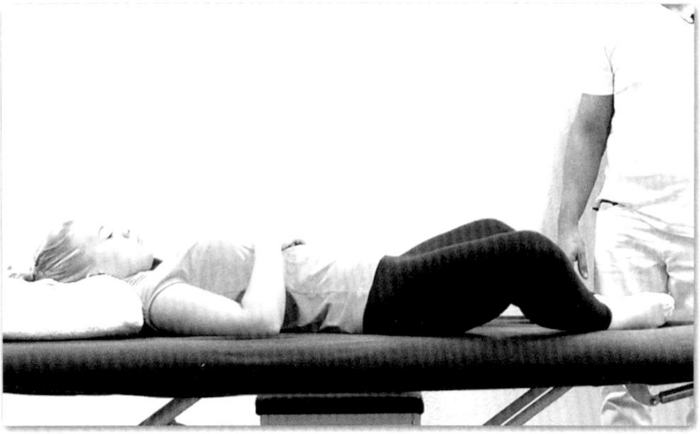

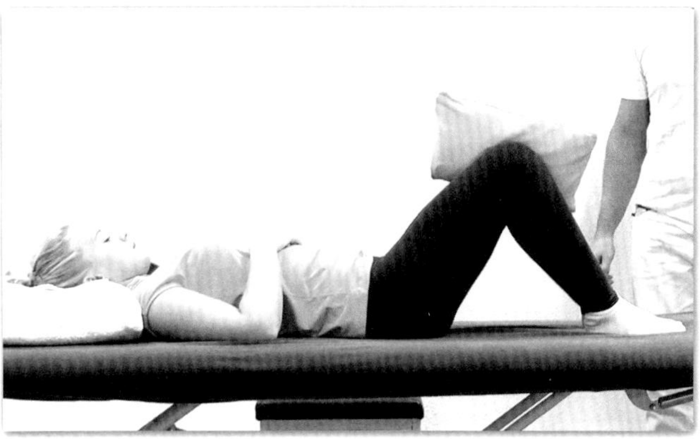

Diese Übung eignet sich auch für Beschwerden im Bereich des Schambeins

Test

Stellen Sie Ihre Beine in Rückenlage etwa 90 Grad im Kniegelenk an. Nun lassen Sie Ihre Knie langsam auseinanderfallen. Beim ersten Widerstand kehren Sie in die Ausgangsposition zurück. Stellen Sie Ihre Füße nun etwas auseinander (30-40 cm ist häufig die angenehmste Position) und drücken Sie Ihre Knie gegeneinander. Welche Position ist Ihnen angenehmer? Ist es das Auseinanderfallen der Knie, dann testen Sie, wie Sie dabei am besten Atmung und Bewegung kombinieren können. Sollte der Druck der Knie gegeneinander angenehmer sein, nehmen Sie eine Knierolle, ein Kissen oder einen ähnlichen Gegenstand zwischen die Knie (die Übung funktioniert natürlich auch ohne) und halten ihn mit diesen fest. Nun testen Sie, ob Sie besser mit der Ein- oder Ausatmung den Druck der Knie zueinander verstärken können.

Übung

Üben Sie die angenehmste Kombination für mindestens zwei Minuten.

Retest

Testen Sie beide Möglichkeiten nach und achten Sie auf Veränderungen.

Kniegelenk

Knieübung "Heilende Hände"

Setzen Sie sich auf einen stabilen Tisch, so dass die Beine frei hängen und locker baumeln können. Alternativ können Sie sich auch einfach auf einen Stuhl oder Hocker setzen.

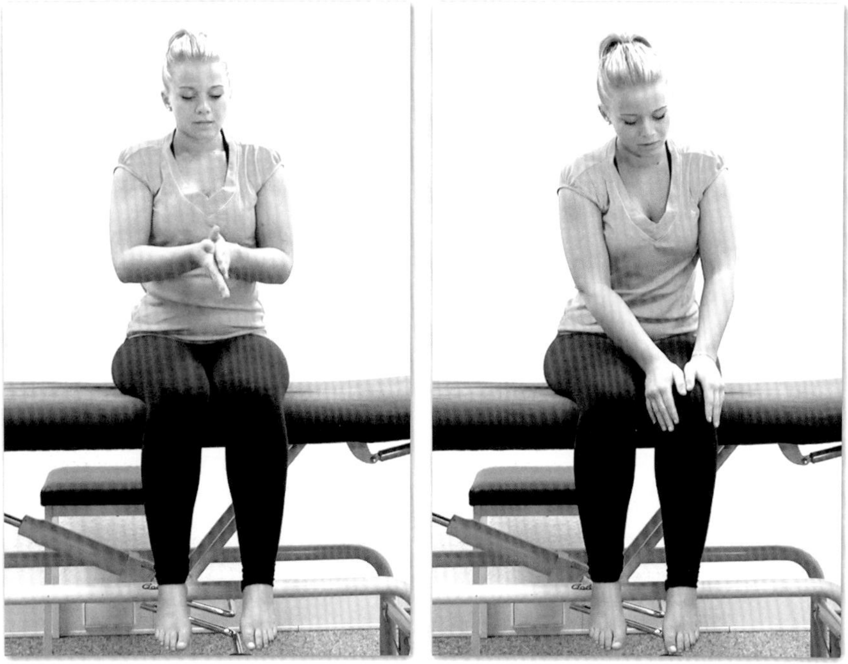

Eine etwas seltsam erscheinende Übung, die sich aber sehr bewährt hat

Test

Bewerten Sie die Stärke Ihrer Knieschmerzen auf einer Skala von 1-10.

Übung

Reiben Sie während des Einatmens und der Einatempause Ihre Hände kräftig aneinander, so dass Reibungswärme in den Handflächen entsteht. Sobald der innere Impuls dafür kommt, atmen Sie aus und legen dabei die Hände sanft um das Knie, so als wollten Sie die Wärme aus Ihren Händen in das Knie leiten. Dies sollte sich angenehm anfühlen. Manche Menschen bevorzugen die umgekehrte Variante: Reiben beim Ausatmen - umfassen beim Einatmen. Üben Sie für mindestens 10 Atemzüge.

Retest

Bewerten Sie Ihre Knieschmerzen auf der Skala erneut.

Knieübung "Drehung"

Setzen Sie sich entspannt auf einen Stuhl und legen Sie die Hände mit den Handflächen nach unten auf den Knien ab. Die Füße stehen hüftbreit auseinander, die Fersen lotrecht unter den Knien.

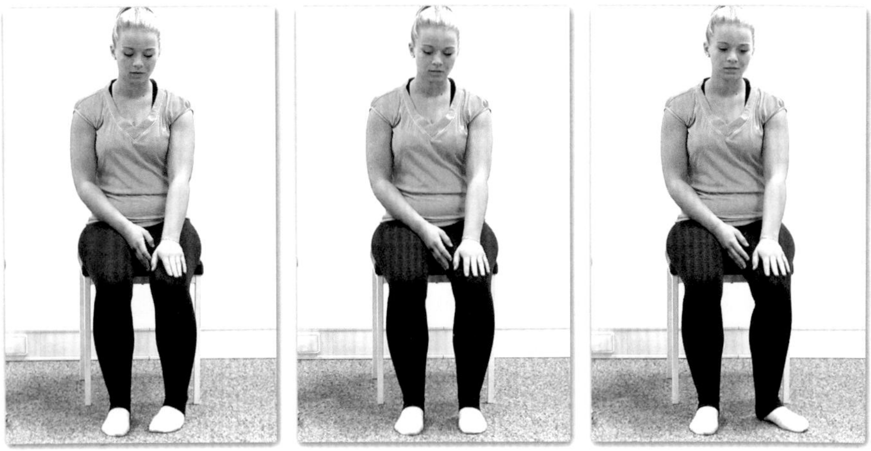

Von links nach rechts: Fuß einwärts gedreht, neutral und auswärts gedreht

Test

Drehen Sie den rechten Fuß einwärts. Behalten Sie dabei die Stellung des Beines bei und stabilisieren Sie mit den Händen Ihre Knie. Kehren Sie in die Ausgangsposition zurück. Nun testen Sie die Drehung des rechten Fußes nach außen. Dann testen Sie das gleiche mit dem linken Fuß. Welche der vier Richtungen erscheint Ihnen am angenehmsten? Verbinden Sie diese mit der Atmung. Lässt sie sich besser mit der Ein- oder Ausatemphase durchführen?

Übung

Üben Sie diese Atem- und Bewegungskombination für ein bis zwei Minuten.

Retest

Testen Sie alle vier Richtungen nach und achten Sie auf Veränderungen.

Übung für die Balance der Kniemuskulatur

Welche der drei Übungen am wirkungsvollsten für Ihr Knie ist, finden Sie durch Ausprobieren heraus.

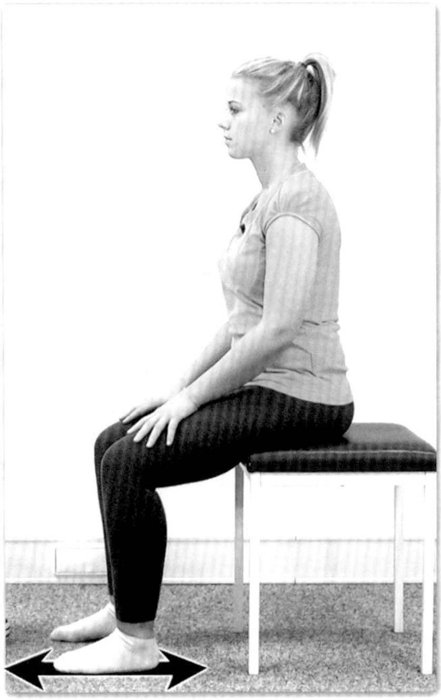

Die dargestellte Bewegung wird nur in der Vorstellung ausgeführt!

Test

Setzen Sie sich entspannt auf einen Stuhl oder Hocker und drücken Sie Ihre Füße sanft in den Boden. Legen Sie Ihre Hände auf die Oberschenkel. Stellen Sie sich vor, dass Sie den rechten Fuß vorschieben. Sie werden spüren, dass sich die Muskulatur auf der Oberseite Ihres Oberschenkels anspannt. Dann stellen Sie sich vor, den Fuß unter den Stuhl bzw. Hocker zu ziehen. Die Muskulatur auf der Unterseite des Oberschenkels wird sich anspannen. Haben Sie eine angenehmere Spannungsrichtung gefunden? Dann brauchen Sie nur noch herauszufinden, ob sie sich besser mit der Ein- oder Ausatmung kombinieren lässt.

Übung

Üben Sie diese Kombination für sechs bis zehn Atemzüge.

Retest

Wiederholen Sie den Eingangstest und achten Sie auf Veränderungen.

Variante 1: Testen Sie beide Beine gleichzeitig, indem Sie sich vorstellen, den einen Fuß von sich wegzudrücken und gleichzeitig den anderen unter den Stuhl oder Hocker zu ziehen. Testen Sie, wie Sie am angenehmsten Atmung und An- bzw. Entspannung verbinden können.

Variante 2: Testen Sie zunächst, ob Sie Ihren Fuß besser nach innen oder außen drehen können und lassen Sie ihn dann in der besseren Stellung stehen. Anschließend stellen Sie sich vor, den Fuß von sich wegzudrücken bzw. an sich heranzuziehen und üben mit der angenehmeren Spannung im Atemrhythmus.

Füße

Eine sehr gute Übung für die Füße finden Sie im Kapitel "Kopfschmerz". Die folgenden Übungen können Sie am besten in Rückenlage durchführen.

Probleme mit dem oberen Sprunggelenk

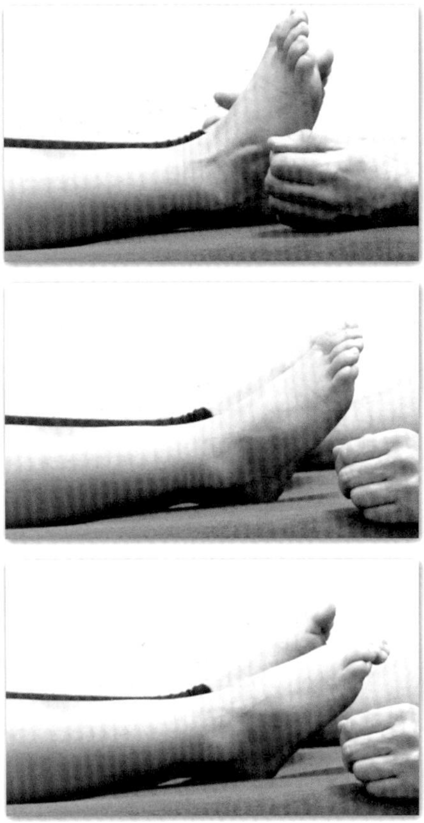

Von links nach rechts: Fußspitze angezogen, neutral und weggestreckt

Test

Testen Sie, wie es sich anfühlt, Ihre Zehen zu sich heranzuziehen bzw. von sich wegzustrecken (Bewegung auf der "Ja-Ebene", Beugung/Streckung im oberen Sprunggelenk). Haben Sie eine angenehmere Bewegungsrichtung gefunden? Dann brauchen Sie nur noch herauszufinden, ob sie sich besser mit der Ein- oder Ausatmung kombinieren lässt.

Übung

Üben Sie die Atem- und Bewegungskombination für ein bis zwei Minuten.

Retest

Testen Sie beide Richtungen nach und achten Sie auf Veränderungen.

Probleme mit dem unteren Sprunggelenk

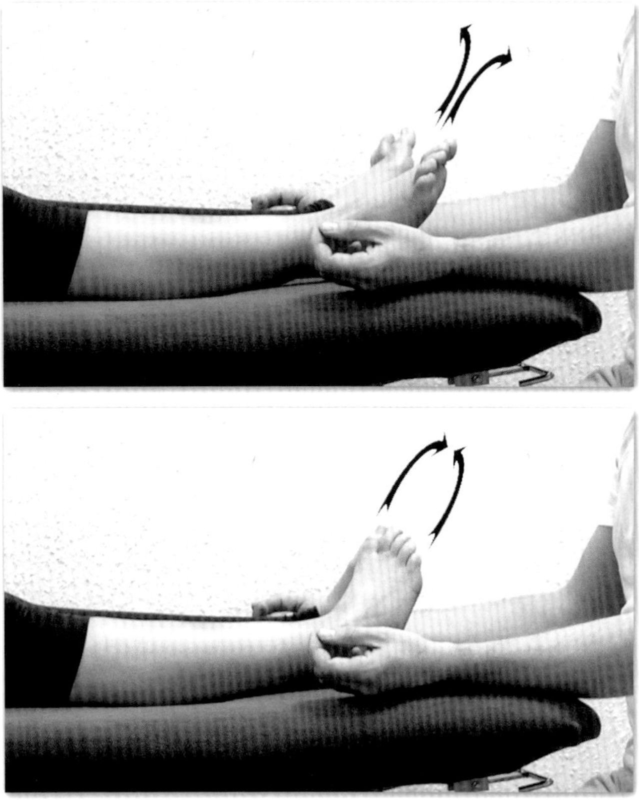

Füße voneinander weggedreht bzw. Fußsohlen zeigen zueinander

Test

Testen Sie, wie es sich anfühlt, wenn Sie Ihre Fersen zueinander bzw. voneinander weg drehen ("Vielleicht-Ebene"). Haben Sie eine angenehmere Bewegungsrichtung gefunden? Dann brauchen Sie nur noch herauszufinden, ob sie sich besser mit der Ein- oder Ausatmung kombinieren lässt.

Übung

Üben Sie die Atem- und Bewegungskombination für ein bis zwei Minuten.

Retest

Testen Sie beide Richtungen nach und achten Sie auf Veränderungen.

Umgeknickter Fuß

Bei einem akuten Inversionstrauma ("umgeknickter Fuß"), sollten Sie Hand anlegen: Beugen Sie das betroffene Bein so weit an, dass Sie den verletzten Bereich gut mit Ihrer Hand erreichen können und legen Sie sie mit leichtem Druck auf die Haut, so dass sie das darunterliegende Gewebe spüren können.

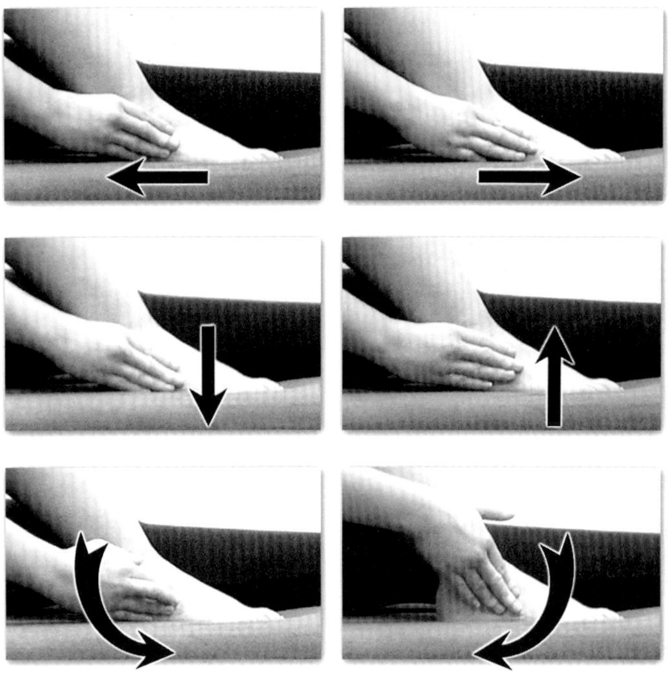

Sechs Richtungen: welche ist am angenehmsten?

Test

Verschieben Sie die Haut und das darunterliegende Gewebe in folgende Richtungen:

Richtung kleine Zehe / Ferse

nach oben Richtung Knie / nach unten Richtung Fußsohle

drehen des Gewebes im Uhrzeigersinn / gegen den Uhrzeigersinn

Testen Sie, wie Sie am besten die angenehmste Richtung mit der Atmung verbinden können:
Während der Einatmung bewegen Sie das Gewebe in die Wohlfühlrichtung. Halten Sie es dort während der Einatempause. Während der Ausatmung lösen Sie die Spannung wieder und bleiben während der Ausatempause in dieser Neutralposition. Dann testen Sie mit umgekehrten Atemphasen.

Übung

Üben Sie die angenehmste Kombination für ein bis zwei Minuten.

Retest

Testen Sie alle sechs Richtungen nach und achten Sie auf Veränderungen.

Variante:
Stapeln Sie die drei besseren Möglichkeiten, siehe Kapitel “Technikprinzipien”, MFR-Technik.

Zehen

Grundübung bei Zehenproblemen

Diese Übung ist nicht nur bei Schmerzen in den Zehengelenken wirksam, sondern hilft auch gegen kalte Füße.

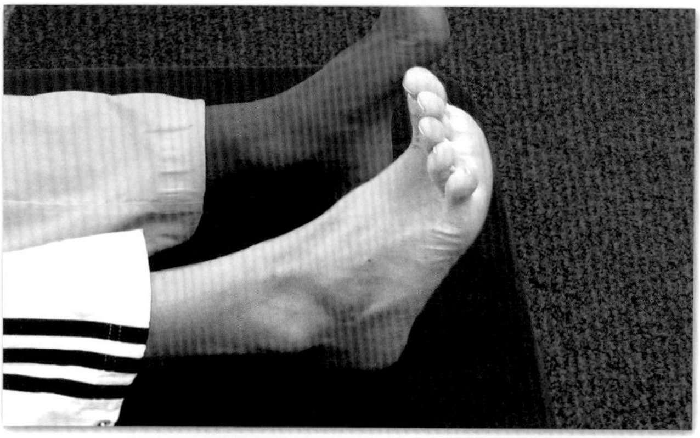

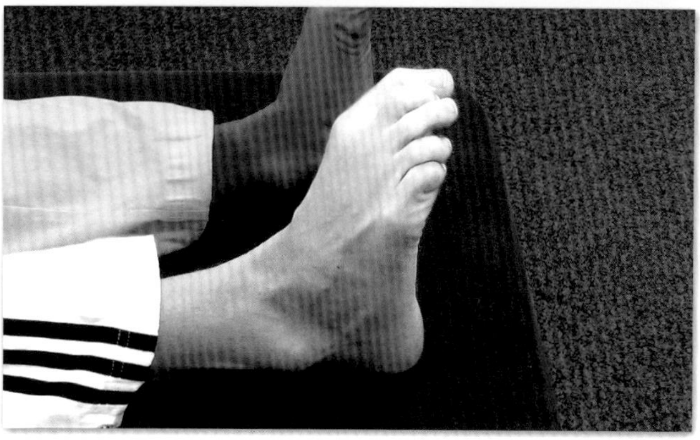

Die Übung ist auch bei Krampfneigung hilfreich. Die Testbewegung sollte dann aber besonders klein sein.

Test

Testen Sie, wie es sich anfühlt, Ihre Zehen sanft zu sich heranzuziehen bzw. von sich wegzustrecken.

Haben Sie eine angenehmere Bewegungsrichtung gefunden? Dann brauchen Sie nur noch herauszufinden, ob sie sich besser mit der Ein- oder Ausatmung kombinieren lässt..

Übung

Üben Sie die Atem- und Bewegungskombination für ein bis zwei Minuten.

Retest

Testen Sie beide Richtungen nach und achten Sie auf Veränderungen.

Hallux valgus (Großzehe in X-Stellung)

Die folgende Übung kann sitzend oder liegend durchgeführt werden. Sie hilft gegen die Schmerzen und ist eine hervorragende Ergänzung zur Physiotherapie.

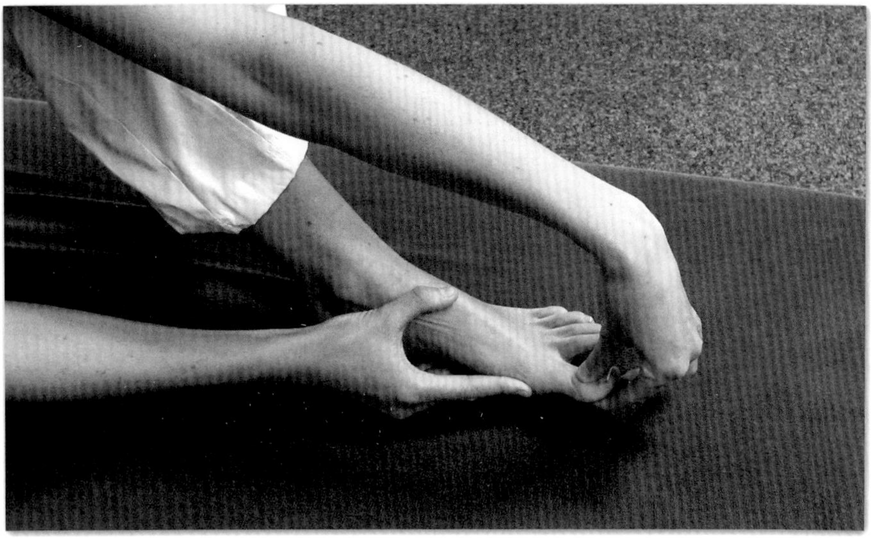

Alternativ kann diese Übung auch im Sitzen durchgeführt werden. Wichtig ist, dass Sie sich in der Übungshaltung wohl fühlen.

Test

Suchen Sie mit einem Finger im Bereich des Großzehengrundgelenkes nach einem Schmerzpunkt. Halten Sie mit drei oder vier Fingern der anderen Hand Ihre Großzehe fest und testen Sie die folgenden acht Möglichkeiten:

Beugen Sie die Großzehe mit Hilfe der Finger nach oben / nach unten.
Bewegen Sie die Großzehe mit Hilfe der Finger nach links / nach rechts.
Drehen Sie die Großzehe sanft nach innen / nach außen.
Ziehen Sie die Großzehe sanft nach vorne / drücken Sie sie leicht ins Gelenk.

Haben Sie eine angenehmere Bewegungsrichtung gefunden? Dann brauchen Sie nur noch herauszufinden, ob sie sich besser mit der Ein- oder Ausatmung kombinieren lässt.

Übung

Üben Sie die Atem- und Bewegungskombination für ein bis zwei Minuten.

Retest

Testen Sie alle acht Richtungen nach und achten Sie auf Veränderungen. Auch der Schmerzpunkt sollte deutlich weniger empfindlich sein.

Variante:
Stapeln Sie die angenehmeren Richtungen der ersten sechs Grundbewegungen aufeinander und halten Sie Ihren Zeh in dieser Stellung. Aus dieser Position testen Sie den Zug nach vorne bzw. den Druck in das Gelenk und verbinden die bessere Richtung mit der angenehmeren Atemphase. Üben Sie diese Atem- und Bewegungskombination für ein bis zwei Minuten.

Schultern

Grundübung bei Schulterbeschwerden

Wenn diese Übung Ihnen keine Linderung verschafft, sollten Sie die nächste Übung für das Schultereckgelenk ausprobieren.

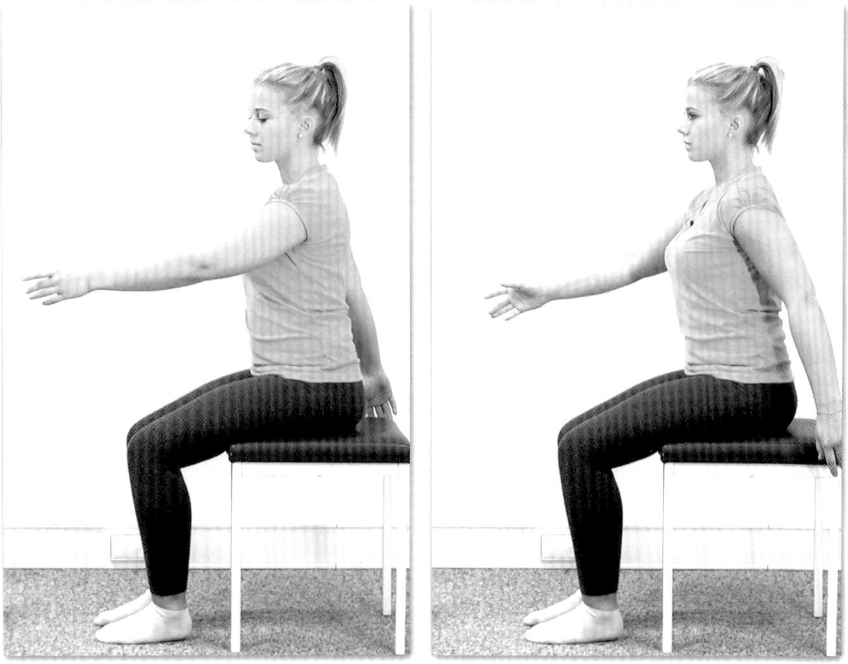

Armbewegung wie beim Gehen

Test

Heben Sie den linken Arm langsam nach oben, den Daumen voran. Bewegen Sie den rechten Arm gleichzeitig nach hinten. Nun umgekehrt: den rechten Arm nach oben heben und den linken nach hinten bewegen.

Haben Sie eine angenehmere Bewegungsrichtung gefunden? Dann brauchen Sie nur noch herauszufinden, ob sie sich besser mit der Ein- oder Ausatmung kombinieren lässt.

Übung

Üben Sie diese Atem- und Bewegungskombination für ein bis zwei Minuten.

Retest

Testen Sie beide Richtungen noch einmal nach und achten Sie auf Veränderungen.

Hinweis: Bei akuten Beschwerden kann der Bewegungsausschlag sehr gering ausfallen. Bitte achten Sie immer darauf, im Wohlfühlbereich zu bleiben!

Die Bewegungsebene dieser Übung ist die "Ja-Ebene". Sie können außerdem auf den anderen beiden Ebenen üben. Auf der "Nein-Ebene" bedeutet das, dass Sie den betroffenen Arm nach innen drehen / nach außen drehen. Auf der "Vielleicht-Ebene" bedeutet es, dass Sie den Arm seitlich vom Körper weg strecken / seitlich gegen den Körper drücken.

Störungen im Bereich des Schultereckgelenkes

Bei sehr starken Beschwerden sollten Sie diese Übung in Rückenlage durchführen.

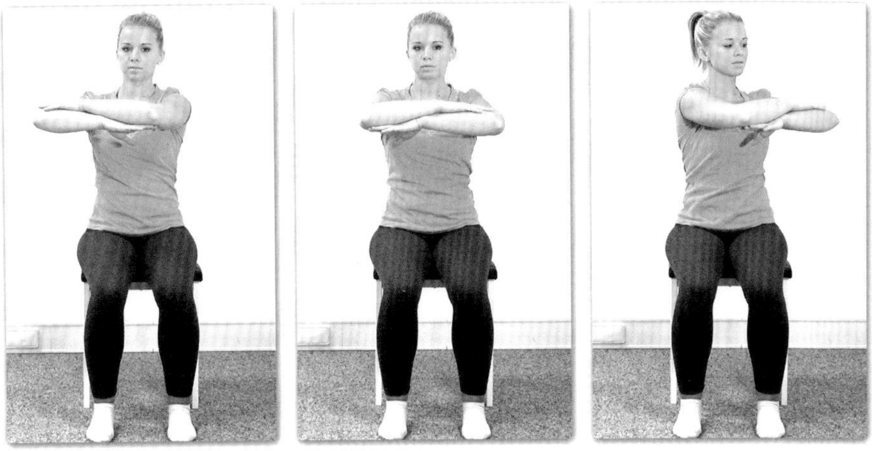

Der "Kasatschock"

Test

Setzen Sie sich auf einen Stuhl oder Hocker. Legen Sie Ihre Unterarme so aufeinander, dass der rechte Arm oben liegt. Brustkorb, Ober- und Unterarme sollten ein Rechteck bilden. Dann bewegen Sie Ihre Unterarme ohne sie voneinander zu lösen nach links. Achten Sie wie immer auf ein angenehmes Gefühl bei der Bewegung, dann kehren Sie in die Mitte zurück. Nun legen Sie den linken Unterarm auf den rechten und führen die Bewegung nach rechts aus. Haben Sie eine angenehmere Bewegungsrichtung gefunden? Dann brauchen Sie nur noch herauszufinden, ob sie sich besser mit der Ein- oder Ausatmung kombinieren lässt.

Übung

Üben Sie diese Atem- und Bewegungskombination für ein bis zwei Minuten.

Retest

Testen Sie beide Richtungen noch einmal nach und achten Sie auf Veränderungen.

Beschwerden beim Armheben nach vorn

Die Muskelkraft, mit der hier gearbeitet wird, sollte so gering sein, dass es sich immer noch angenehm anfühlt.

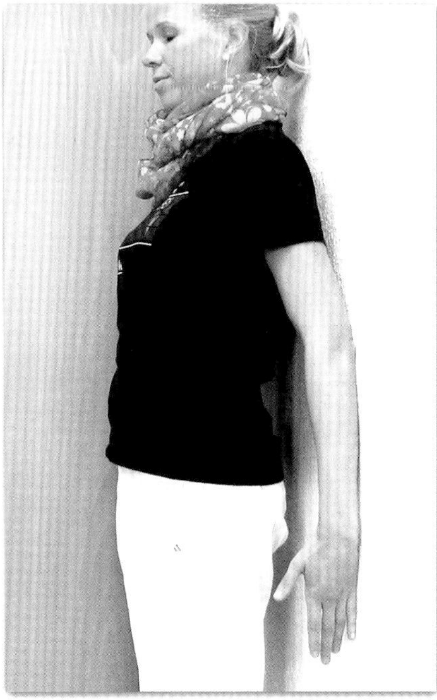

Dies ist meist die Wohlfühlrichtung: Mit sanftem Druck und viel Aufmerksamkeit die Handkante gegen die Wand halten

Test

Stellen Sie sich mit dem Rücken an eine Wand. Der Arm hängt entspannt an der Seite, der Daumen zeigt nach vorn. Testen Sie, wie weit Sie den betroffenen Arm schmerzfrei nach vorn heben können. Dann testen Sie, wie es sich anfühlt, den Arm leicht gegen die Wand zu drücken.

Ist dies angenehm, testen Sie, ob Sie den Druck besser bei der Ein - oder Ausatmung leicht erhöhen können.

Übung

Führen Sie diese Verbindung aus Atmung und Druck für ein bis zwei Minuten durch.

Retest

Testen Sie den Druck gegen Wand und das Heben des Armes nach und achten Sie auf Veränderungen.

Variante:
Sie können diese Übung auch in Rückenlage durchführen, indem Sie den Arm in die Unterlage drücken.

Hinweis: Achten Sie darauf, nur leichten Druck auszuüben. Falls der gewünschte Effekt nach dem Üben ausbleibt, kann es daran liegen, dass Sie zu stark gedrückt haben. Dies ist ein häufiger Übungsfehler.

Ellenbogen

Grundübung bei Ellenbogenbeschwerden

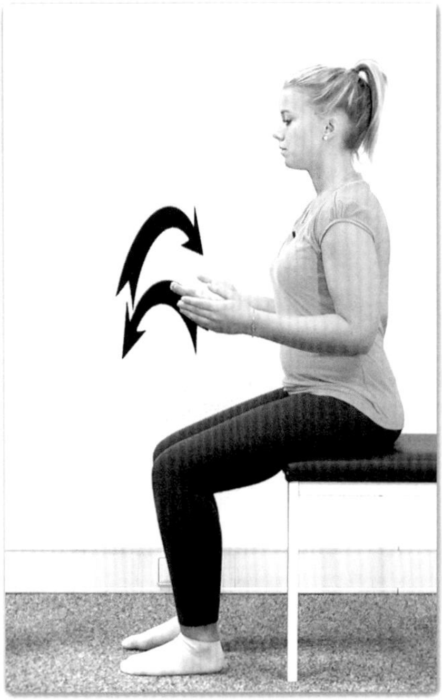

Bei starken Beschwerden können die Unterarme auch auf dem Tisch abgelegt werden

Test

Setzen Sie sich auf einen Stuhl oder Hocker, die Oberarme liegen am Körper an, die Unterarme zeigen nach vorne und die Daumen nach oben. Testen Sie, ob es sich angenehmer anfühlt, die Handteller nach oben / nach unten zeigen zu lassen. Haben Sie eine angenehmere Bewegungsrichtung gefunden? Dann brauchen Sie nur noch herauszufinden, ob sie sich besser mit der Ein- oder Ausatmung kombinieren lässt.

Übung

Üben Sie diese Atem- und Bewegungskombination für ein bis zwei Minuten.

Retest

Testen Sie beide Richtungen noch einmal nach und achten Sie auf Veränderungen.

"Tennisarm"

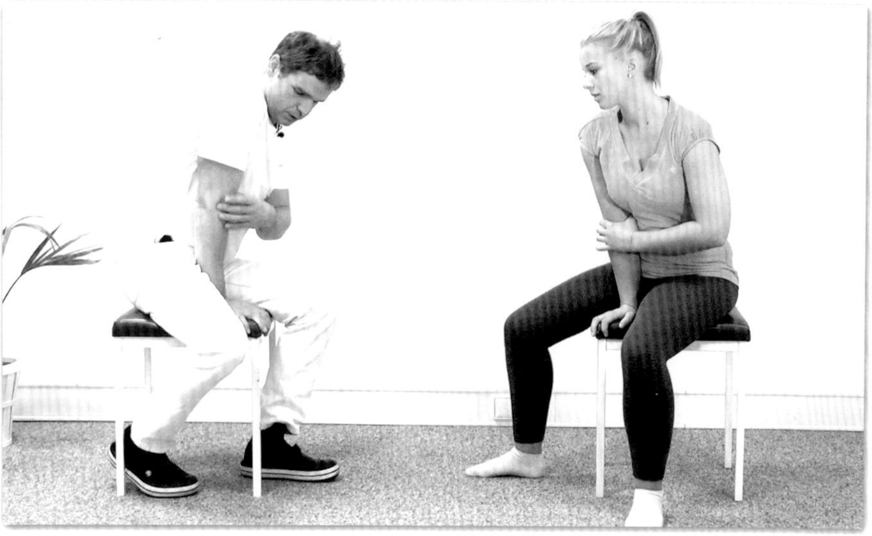

Gehen Sie spielerisch vor: entscheidend ist, dass der Schmerz deutlich nachlässt

Test

Üben Sie mit ein oder zwei Fingern einen Druck auf den Schmerzpunkt aus. Stützen Sie Ihre Hand auf dem Hocker ab und stellen Sie den Arm in eine möglichst schmerzarme Position ein (meist in Streckung des Ellenbogengelenkes). Nun bringen Sie als zusätzliche Komponente ("Activating Force") eine Kompression ein, indem Sie einen Teil Ihres Körpergewichtes auf den Handteller verlagern. Testen Sie, ob es für Sie angenehmer ist, den Druck mit der Einatmung leicht zu erhöhen und bei der Ausatmung wieder zu lösen oder umgekehrt.

Übung

Mit der angenehmeren Kombination aus Atmung und Druck üben Sie für mindestens zwei Minuten. Beim Üben soll durch den Druck aber kein Schmerz ausgelöst werden, bitte nur sehr sanft vorgehen!

Retest

Testen Sie den Schmerzpunkt nach, er sollte um mindestens 70% gebessert sein.

Handgelenke

Grundübung bei Problemen im Handgelenk

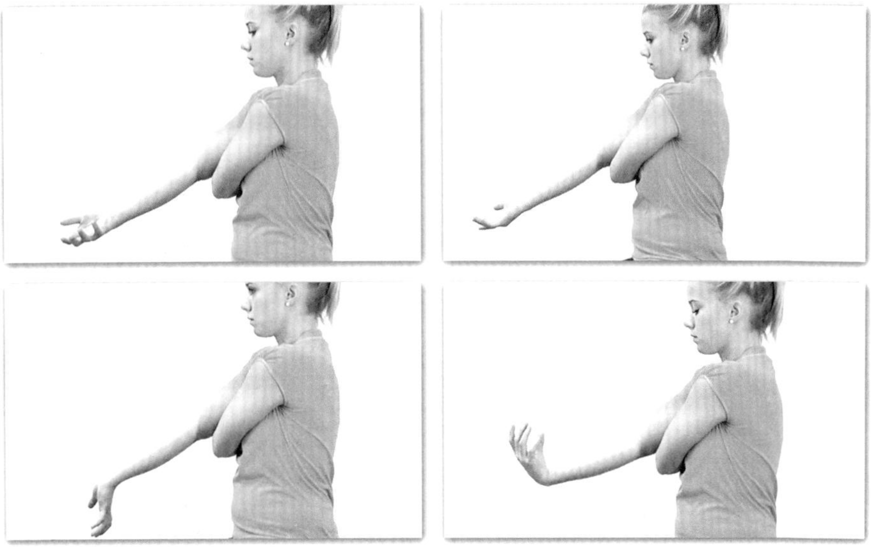

Oben: Drehung aus dem Handgelenk nach links / rechts
Unten: Hand nach unten beugen / nach oben ziehen

Test

Setzen Sie sich auf einen Stuhl oder Hocker. Umgreifen Sie mit der nicht betroffenen Hand unter der Achsel das Schulterblatt und lassen Sie den Arm der betroffenen Seite darüber hängen. Der Handteller zeigt nach oben. Testen Sie nun die folgenden Bewegungsmöglichkeiten:

Ziehen Sie die Hand nach oben / unten.
Bewegen Sie die Hand aus dem Handgelenk heraus nach links / rechts.
Haben Sie eine angenehmere Bewegungsrichtung gefunden? Dann brauchen Sie nur noch herauszufinden, ob sie sich besser mit der Ein- oder Ausatmung kombinieren lässt.

Übung

Üben Sie diese Atem- und Bewegungskombination für ein bis zwei Minuten.

Retest

Testen Sie alle vier Richtungen noch einmal nach und achten Sie auf Veränderungen.

Karpaltunnelsyndrom

Vielen meiner Patienten wurde durch diese Übung eine Operation erspart. In einem Fall waren die Beschwerden bereits nach einer einmaligen Durchführung dauerhaft aufgelöst.

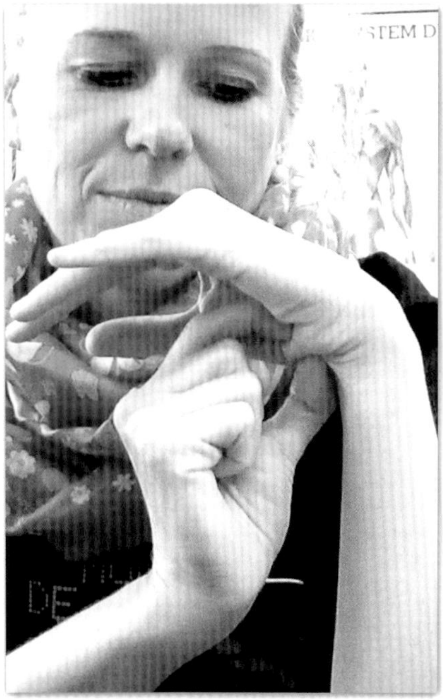

Nehmen Sie sich etwas Zeit, das Gewebe zwischen die Finger zu bekommen

Test

Setzten Sie sich bequem an einen Tisch, die Ellenbogen werden abgestützt. Mit Daumen und Zeigefinger der nicht betroffenen Hand drücken Sie nun im Pinzettengriff den Bereich zwischen Daumen- und Kleinfingerballen zusammen. Dann lassen Sie die betroffene Hand locker hängen, so dass der Handteller nach unten zeigt. Fixieren Sie das Gewebe zwischen Ihren Fingern und verschieben Sie es dann in folgende Richtungen:

Richtung Handgelenk / Finger
Richung Daumenballen / Kleinfingerballen
Drehung im Uhrzeigersinn / gegen den Uhrzeigersinn

Haben Sie die angenehmste Bewegungsrichtung gefunden? Dann brauchen Sie nur noch herauszufinden, ob sie sich besser mit der Ein- oder Ausatmung kombinieren lässt.

Übung

Üben Sie diese Atem- und Bewegungskombination für ein bis zwei Minuten.

Retest

Testen Sie alle sechs Richtungen noch einmal nach und achten Sie auf Veränderungen.

Übungsalternative "Karpaltunnelsyndrom"

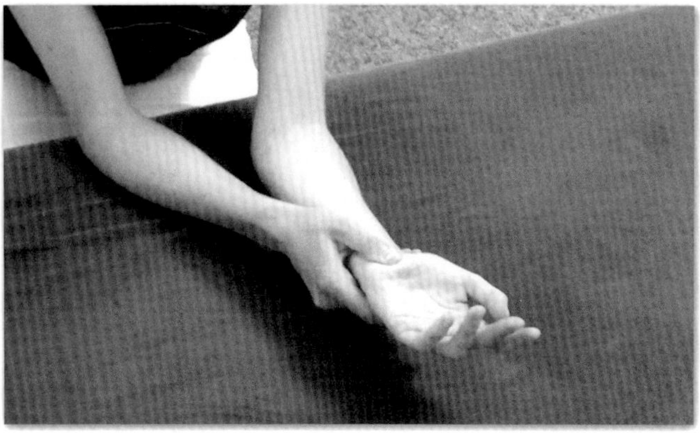

Vielen Patienten ist diese Variante angenehmer

Test

Legen Sie den betroffenen Unterarm auf einem Tisch ab, und umgreifen Sie das Handgelenk so, dass der Daumen auf dem Bereich zwischen Daumen- und Kleinfingerballen liegt.

Bewegen Sie nun das Gewebe mit dem Daumen genau wie oben in Richtung:

Unterarm / Finger
Daumenballen / Kleinfingerballen
Drehung im Uhrzeigersinn / gegen den Uhrzeigersinn.

Welche der sechs Richtungen erscheint Ihnen am angenehmsten? Verbinden Sie diese mit der Atmung. Lässt sie sich besser mit der Ein- oder Ausatemphase durchführen?

Übung

Üben Sie diese Atem- und Bewegungskombination für ein bis zwei Minuten.

Retest

Testen Sie alle sechs Richtungen noch einmal nach und achten Sie auf Veränderungen.

Finger

Grundübung für die Finger

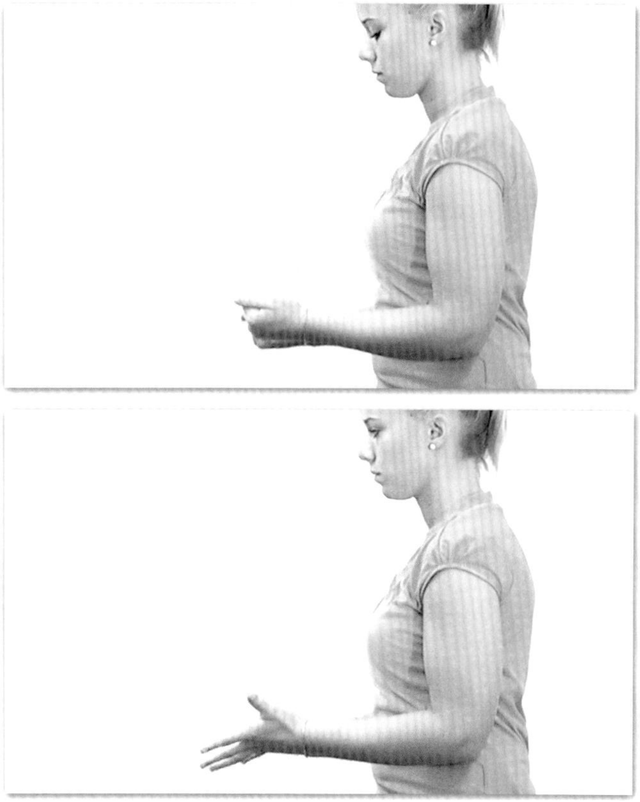

Das Öffnen und Schließen ist hier zur Verdeutlichung verstärkt dargestellt, die Bewegung ist in der Übung viel kleiner oder sogar nicht sichtbar

Test

Schließen Sie beide Hände zur Faust und strecken Sie sie wieder. Wie fühlen sie sich an ("Wurstfingergefühl", Taubheit, Spannung, Schmerz, Kälte, etc.)?

Übung

Setzen Sie sich entspannt auf einen Stuhl oder Hocker. Legen Sie die Hände mit den Handinnenflächen nach oben auf Ihre Oberschenkel. Stellen Sie sich vor, Ihre Hände wären Atmungsorgane - wie Kiemen. Mit der Vorstellung, sie würden größer werden, öffnen Sie nun die Hände mit der Einatmung ganz leicht, so dass die Bewegung von außen kaum sichtbar ist. Mit der Ausatmung und der Vorstellung, sie würden wieder kleiner werden, gehen Sie in die Ausgangsstellung zurück. Nehmen Sie dabei genau wahr, wie sich Ihre Hände anfühlen. Führen Sie diese Übung möglichst fünf Minuten durch.

Retest

Wie fühlen sich die Hände jetzt an? Hat sich etwas verändert?

Je öfter und länger Sie diese Übung durchführen, desto schneller wird sich der gewünschte Erfolg einstellen. Ich praktiziere Sie seit fast 20 Jahren regelmäßig und spüre schon nach kürzester Zeit deutliche Verbesserungen.

Für Körper, Geist und Seele

Zentrierungsübung

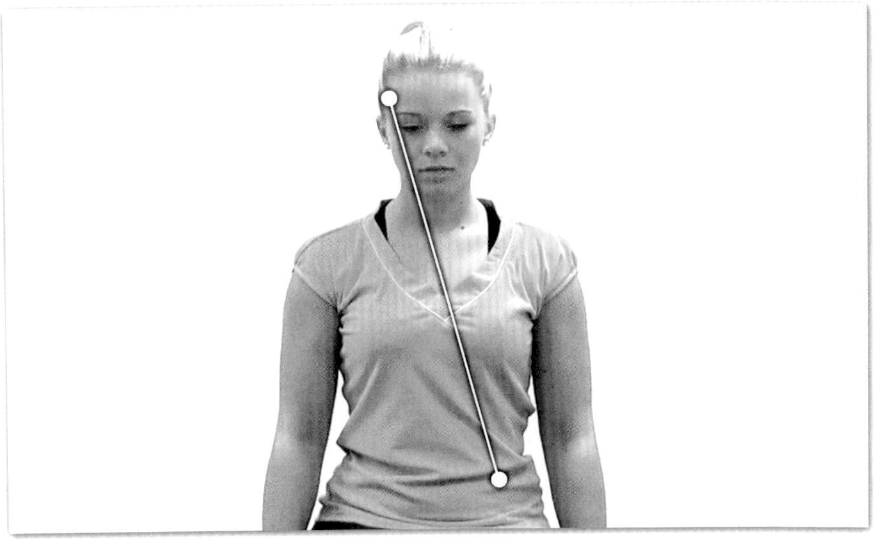

Verbinden Sie gedanklich die beiden Punkte miteinander

Test

Testen Sie Ihre innere Balance: Stellen Sie sich in den schulterbreiten Stand, die Füße in etwa parallel. Beugen Sie die Knie minimal, damit Sie das Steißbein leicht nach vorne nehmen können (Begradigung der Lendenwirbelsäule). Die Wirbelsäule ist sanft aufgerichtet, der Kopf wird leicht und strebt nach oben. In diesem Stand spüren Sie unter den Füßen einen stärkeren Druck. Verlagern Sie Ihr Körpergewicht auf den rechten Fuß und beobachten Sie, wie weit Ihnen dies ohne Schwierigkeiten möglich ist. Dann bewegen Sie sich wieder in die Mitte zurück, halten kurz an und testen anschließend die linke Seite. Stellen Sie fest, ob sich die beiden Seiten gleich anfühlen oder ob es Unterschiede gibt. Wenn ja, sollten Sie die folgende Übung auf jeden Fall ausprobieren.

Übung

Bleiben Sie in dem im Test beschriebenen schulterbreiten Stand, die Augen sind sanft geschlossen oder einen Spalt breit geöffnet. Lenken Sie Ihre Wahrnehmung nun auf Ihren Kopf. Sofort werden Sie einen Punkt wahrnehmen, der Ihre Aufmerksamkeit auf sich zieht. Dies kann ein Zahn sein, ein Punkt auf der Schädeldecke, am Ohr usw. Nehmen Sie diesen Punkt sanft ins Gewahrsein und versuchen Sie, ihn genau zu spüren und zu lokalisieren - wo exakt befindet er sich? Nun teilen Sie Ihre Aufmerksamkeit: Während Sie weiterhin den Punkt wahrnehmen, achten Sie auf Umgebungsgeräusche (z.B. das Ticken einer Uhr). Dann lenken Sie die Wahrnehmung auf Ihren Körper. Sie werden sofort auf einen zweiten Punkt aufmerksam werden. Nehmen Sie beide Punkte gleichzeitig deutlich wahr und verbinden Sie sie gedanklich mit einer Linie, die Sie sich z.B. als einen Lichtstrahl vorstellen können. Halten Sie nun ihr Gewahrsein auf dieser Linie und beobachten Sie für einige Minuten, was passiert. Wenn Sie mit den Gedanken abschweifen, führen Sie Ihre Wahrnehmung sanft zu der Linie zurück.

Nach einiger Zeit scheint sich die Linie in Richtung Körpermitte zu verschieben, aber auch wenn dies nicht geschieht, ist die Übung wirkungsvoll. Beenden Sie sie, indem Sie Ihre Knie strecken, die Augen öffnen und den ganzen Körper etwas ausschütteln.

Retest

Wiederholen Sie den Eingangstest und achten Sie auf Veränderungen. Wie fühlen Sie sich allgemein? Die Übung hat neben der Verbesserung der inneren Balance auch großen Einfluss auf das vegetatives Nervensystem, welches unter anderem auch für die Heilung zuständig ist.

Die Idee zu dieser Übung kommt aus einem speziellen Gebiet der Osteopathie, in dem mit sogenannten "Fulcrumtechniken" gearbeitet wird. Ein Fulcrum ist ein Dreh - und Angelpunkt im Körper, den der Osteopath über seine Hände wahrnimmt. Es entspricht der Linie, die Sie bei der Übung in Ihrem Körper wahrnehmen konnten. Durch die Fulcrumtechniken wird die Mittellinienfunktion ("Midline") des Körpers gestärkt.

Übung zur inneren Alchemie

"Wir finden alle Teile des Sonnensystems und des Universums im Menschen vertreten."

A.T. Still

Die innere Alchemie der antiken klassischen Medizin beschäftigt sich mit der Schulung und Kultivierung des Geistes und der Psyche. Die bekannteste dazugehörende Übung ist der sogenannte "Kleine Himmlische Kreislauf", bei dem eine innere Bewegung eng verbunden mit der Atmung durchgeführt wird. Seine Wirkung kann mit der folgenden Übung spürbar gemacht werden. Am Anfang des Buches bat ich Sie zu spüren, dass mit der Einatmung eine leichte Streckung der Wirbelsäule zu spüren ist. Nun werden Sie feststellen, dass auch das Gegenteil richtig sein kann!

Legen Sie sich in Embryonalhaltung möglichst bequem auf die Seite. Nehmen Sie während einiger Atemzüge den Luftstrom in Ihrer Nase wahr. Dann versuchen Sie, ihn auch noch hinter der Nase, also bis in den Nasen-Rachenraum hinein zu spüren. Nun stellen Sie sich vor, wie die Luft auch noch in den Bereich etwas oberhalb des Gaumens, also zwischen und hinter den Augen, strömt. Dies ist der Bereich, von dem aus sich das zentrale Nervensystem des Körpers (Gehirn und Rückenmark) entwickelt hat. Jetzt legen Sie Ihren Mittel- oder Zeigefinger an die Steißbeinspitze. Von dort aus wandert Ihr Finger etwa 2-3 cm nach oben, bis Sie eine kleine Vertiefung spüren. Diese stellt das untere Ende des zentralen Nervensystems dar. Halten Sie nun die beiden Punkte im Gewahrsein und verbinden Sie sie gedanklich über die Wirbelsäule. Es kann hilfreich sein, sich diese Verbindung als ein leuchtendes "C" vorzustellen. Bei der Einatmung sollte sich dieses "C" stärker beugen, bei der Ausatmung wieder strecken. Dies kann eine sehr subtile Bewegung sein, die von außen kaum zu sehen ist. Wichtig ist, dass Ihre Vorstellungskraft im Inneren Ihres

Körpers bleibt. Da die Übung eine sehr starke Wirkung auf das vegetative Nervensystem hat, werden Sie sich nach einigen Minuten sehr ruhig und entspannt fühlen.

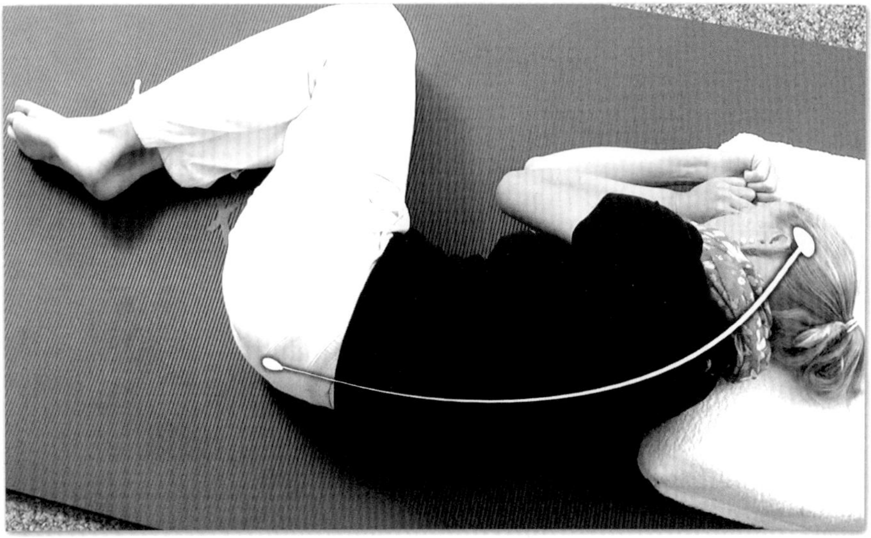

Die Schlüsselpunkte des Ursprungs des Zentralen Nervensystems werden gedanklich miteinander verbunden

Fragen?

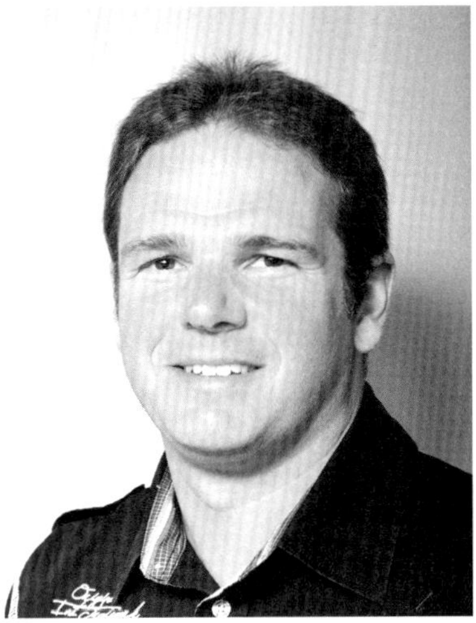

**Wenn Sie Fragen zu den Übungen haben,
Erfahrungen mit mir teilen möchten
oder die osteopathische Selbstbehandlung in einem meiner Seminare vertiefen wollen,
besuchen Sie mich auf meiner Facebook-Seite unter**

www.facebook.com/DieOsteopathischeSelbstbehandlung

Ihr Thomas Seebeck

Auch von Lotus-Press

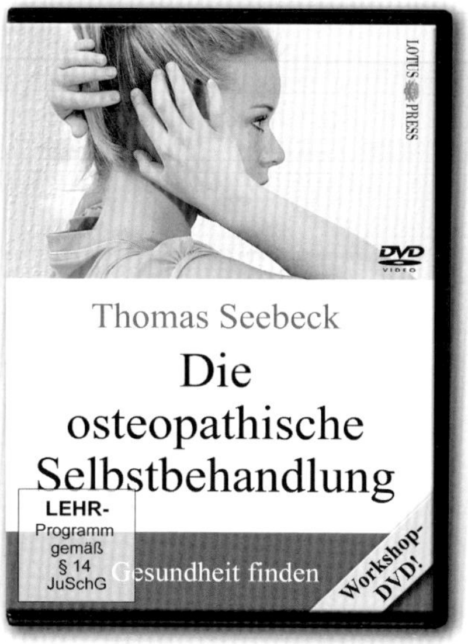

Thomas Seebeck

Die osteopathische Selbstbehandlung - Die DVD zum Buch

Osteopathie ist in aller Munde. Osteopathen wenden beim Aufspüren der Probleme ihrer Patienten ein umfangreiches Können und Wissen über die Strukturen und Funktionsweisen des menschlichen Körpers an. Wenig bekannt ist jedoch, dass sich die osteopathischen Techniken und Prinzipien wunderbar für die Selbstbehandlung eignen, da nur der Patient selbst unmittelbar in sich hineinspüren kann.

Im ersten Teil der DVD werden die Prinzipien der osteopathischen Behandlung erklärt.

Den Hauptteil bildet dann die 'osteopathische Hausapotheke', in dem Thomas Seebeck die häufigsten Beschwerden von Kopfschmerzen bis Fußverstauchungen beschreibt und zeigt, wie der interessierte Laie sie selbst auf osteopathischem Wege lindern oder sogar beseitigen kann.

Gesamtlaufzeit über 240 Minuten.

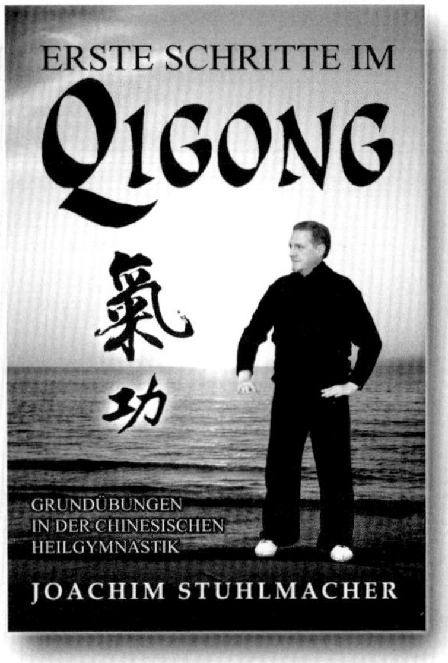

Joachim Stuhlmacher

Erste Schritte im Qigong - Grundübungen in der chinesischen Heilgymnastik

Qigong ist eine jahrtausendealte chinesische Heilgymnastik und Meditationsform. Mittlerweile hat es sich auch im Westen als Entspannungstraining, Anti-Stressprogramm, zur Gesundheitsvorsorge und Weg der spirituellen Selbstfindung etabliert. Joachim Stuhlmacher stellt hier die Grundlagen des Qigong verständlich dar und bietet so einen praktischen und leicht nachzuvollziehenden Einstieg in die heilsamen asiatischen Übungen.

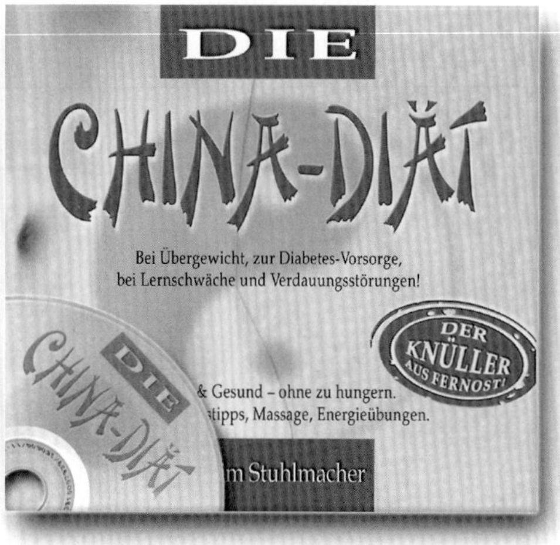

Joachim Stuhlmacher

Die China-Diät

Hinter der "China-Diät" verbirgt sich ein Jahrtausende altes Wissen, wie der Mensch schlank, vital, gesund und glücklich leben kann im Einklang mit der Natur.

Das Buch von Joachim Stuhlmacher gibt Auskunft über die Entstehung von Übergewicht, Diabetes und anderen Beschwerden oder Erkrankungen und erläutert leicht verständlich die besten Möglichkeiten, diese gesundheitlichen Einschränkungen und Beschwerden zu beenden oder zumindest zu lindern. Es beschreibt die Idee der Ernährung der alten Chinesen und gibt dem Leser gleich eine Einkaufliste und viele Rezeptideen mit an die Hand. Die beiliegende CD leitet Energieübungen (chin. Qigong) an, die ebenfalls sehr wirksam sind und die leicht in den Alltag integriert werden können.

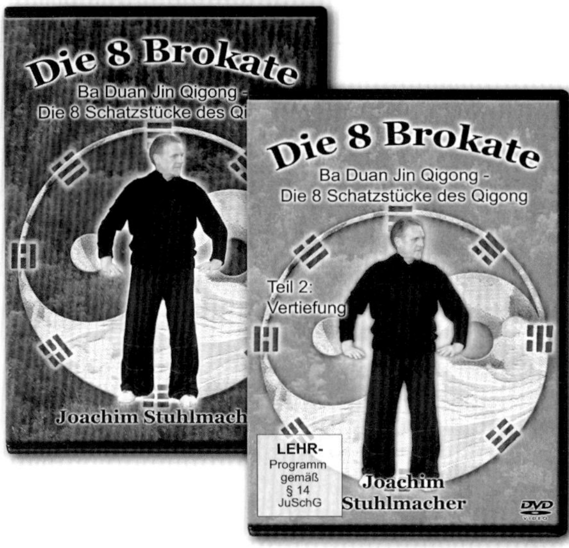

Joachim Stuhlmacher

Die 8 Brokate

Die 8-Brokate-Methode des Qigong gibt es bereits seit mehr als 1200 Jahren. Diese Übungen sprechen alle Organe an. Wer nur für eine Qigongreihe täglich Zeit hat und dennoch das gesamte Wirkspektrum des Qigong erfahren möchte, der liegt bei den Brokaten genau richtig.

Die 8-Brokate, Teil 2:

Hier geht es unter anderem um die Vertiefung der körperlichen Aspekte beim Üben der 8 Brokate und die Vorstellung von Methoden und Tricks, tiefer in die Entspannung zu kommen. Worauf kommt es bei den Brokaten wirklich an und wie macht man am schnellsten Fortschritte.

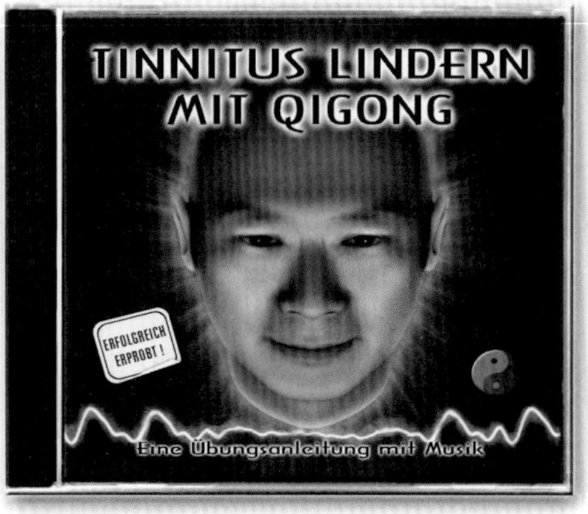

Joachim Stuhlmacher und Andreas Seebeck

Tinnitus lindern mit Qigong

Qigong bedeutet “Arbeiten mit der Lebenskraft”. Das exakte Wissen um den Fluss dieser Kraft in unserem Körper hat schon vor Jahrtausenden die Grundlage der chinesischen Medizin gebildet. Aus dieser Sicht ist Tinnitus eine Störung der Funktionskreise Niere und Leber. Auf der CD werden Übungen angeleitet, die genau diese Funktionskreise stärken. Tägliches Üben vorausgesetzt, sind diese Übungen schon nach kurzer Zeit auch dem allgemeinen Gesundheitszustand sehr zuträglich.

Tracks:

1. Bewegungsübungen (32:36 Min.)
2. Atemübung (11:44 Min.)
3. Energiepunkt-Massage (8:55 Min.)

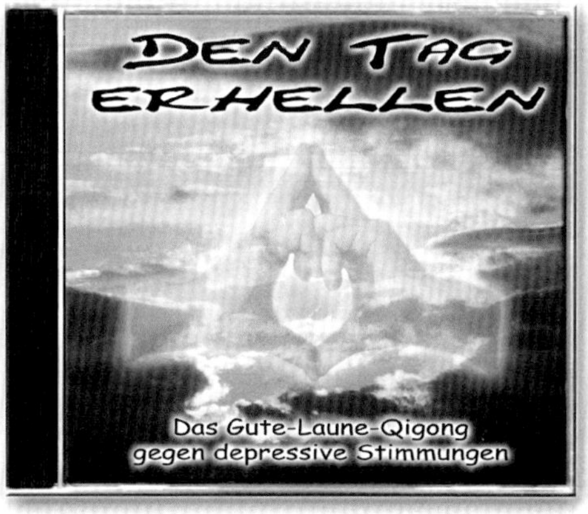

Joachim Stuhlmacher

Den Tag erhellen - Das Gute-Laune-Qigong gegen depressive Stimmungen

Aus Sicht der Chinesischen Medizin entstehen Depressionen oder 'schlechte Laune' aus einer Disharmonie verschiedener Organsysteme wie beispielsweise 'Herz', 'Leber', 'Lunge' und 'Herzbeutel'. Auf dieser CD werden 4 ganz unterschiedliche Übungen aus dem Qigong angeleitet, die genau diese Systeme nachweislich gesunden lassen. Die Übungen werden von eigens dafür komponierter Musik begleitet und können von jedermann leicht ausgeführt werden. Diese vor langer Zeit entwickelten Qigong-Übungen liegen ganz im Trend der gerade aufkommenden und wegen der großen Erfolgsquote als bahnbrechend bezeichneten 'Achtsamkeits-Welle' in der modernen Psychotherapie.

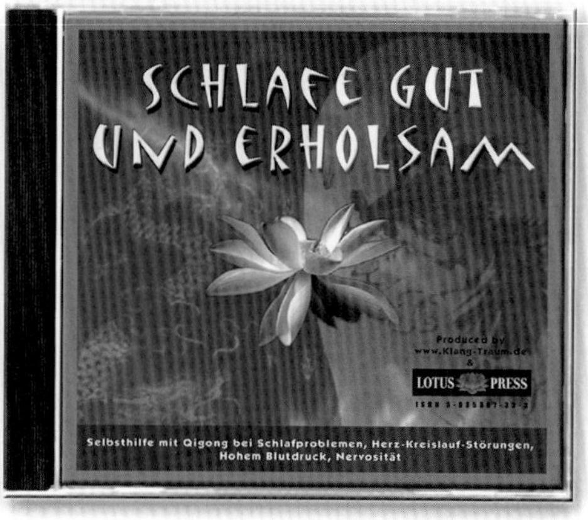

Joachim Stuhlmacher

Schlafe gut und erholsam

Selbsthilfe mit Qigong bei Schlafproblemen.

Schlafstörungen sind vielfältig und weit verbreitet. Hier bietet Qigonglehrer Joachim Stuhlmacher effektive Übungen, um eine erholsamen Schlaf wiederzufinden. Auch gegen Unruhezustände, Nervosität, Schwäche, Schwindel, Herzrasen.

Tracks:

1. Stille fördern, die Nierenkraft stärken (24:38 Min.)
2. Die Zehenübung zur Förderung der Beinkraft (21:37 Min.)
3. Das Mantra "Om A Hong" zur Harmonisierung des Qi (11:35 Min.)
4. Den Geist beruhigen, das Herz entlasten (20:04 Min.)

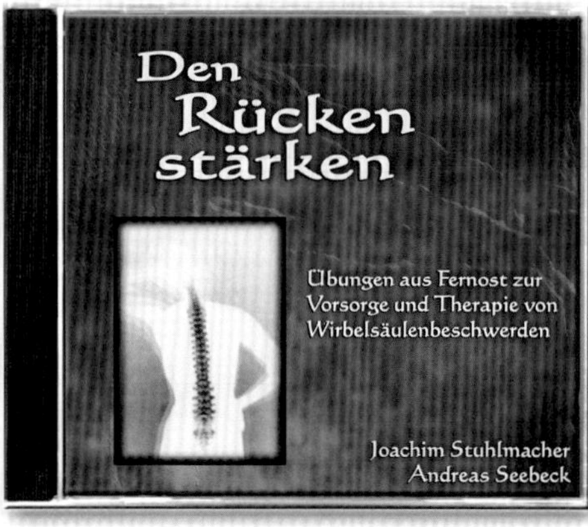

Joachim Stuhlmacher

Den Rücken stärken

Dieses Übungsprogramm stärkt den Rücken und ist für Menschen mit oder ohne Qigong-Erfahrung geeignet. Die Übungen werden im Sitzen oder Liegen ausgeführt, können also auch bei starken Rückenproblemen praktiziert werden. Durch regelmäßiges Üben erreichen Sie Schmerzlinderung, eine allgemein bessere Gesundheit und: mehr Lebensfreude!

Tracks:

1. Wiegendes Meer (35:51 Min.)
2. Strahlende Kraft für die Nieren (20:00 Min.)
3. Das Kreuzbein öffnen, die Knochen stärken (18:15 Min.)